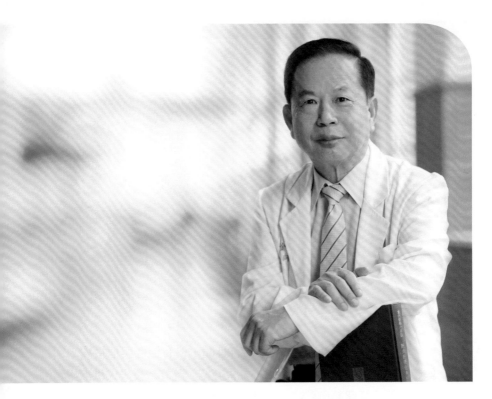

好心救好肝

肝病權威許金川教授
在談笑之中教你正確保肝知識

財團法人肝病防治學術基金會董事長
國立台灣大學醫學院內科名譽教授 **許金川** 著

<推薦序>

非典仁醫

今台電子股份有限公司總裁
宋文彬

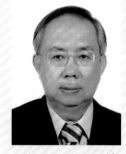

　　許金川教授的盛名，我雖早有耳聞，但有機會與他接觸，卻是緣起於「看牙」。二〇一七年經友人介紹，赴許教授夫人洪淑娟醫師開設的及人牙醫診所就診，與洪醫師熟識後，經常向她請益健康方面的問題，她建議可至好心肝健康管理中心做詳細的健康檢查，並熱心地協助安排了妥當的健檢時間。

　　由於是首次至好心肝健康管理中心，不免有些忐忑，但醫療團隊親切又專業、環境溫馨雅緻而且設備新穎，瞬時化解了不安，輕鬆順利地完成健檢。就在這一刻，許教授出現在我眼前，我們一見如故，相談甚歡，或許是因生肖同屬豬而「豬氣相投」，也或許是許教授是我伯父宋瑞樓教授的得意門生之故。

　　許教授親自為我導覽基金會各部門，得知這一點一滴皆是匯聚廣大社會愛心捐助而成，目的在於幫助肝病病友遠離病痛，進而消滅肝病，我深受感動。此後陸續收到基金會發行的高水準專業會刊，看到董事及顧問名單，有數位是舊識好友，於是發願——有朝一日也加入許教授帶領的基金會團隊。

　　如此的願想很快地成真，二〇一八年很榮幸獲許教授邀請擔任肝病防治學術基金會董事，此後與許教授有了更頻繁的互動，我發現他是一位非典型的仁醫，除了擁有極高超的醫療專業，並有如宗教家般的慈悲情懷，因不忍眾生受病痛所苦，病人爆滿的上午門診，總是費寢忘食地看診到傍晚。他更有企業家經營管理的領袖特質，帶領基金會團隊兢兢業業地為肝苦同胞、為國人健康而努力不懈，深獲社會各界的認同與支持。他具有親和、幽默、良善的人格特質，因而廣結善緣，人脈廣及各行各業領袖人士，總是謙沖自牧向各界請益，且記憶力奇佳，對這些傑出人士的履歷都記得清清楚楚，令我相當佩服。

　　很榮幸結識許教授這位有默契的知己，對我來說，就如同一位人生的指導教授，可向他學習之處甚多，而加入基金會團隊，更豐富了我的見聞。

　　更難能可貴的是，許教授忙於看病及會務之外，還持續地帶領醫學團隊投入創新醫療的研究，除疾病的治療，更希望在疾病的預防上有所突破。這使我想起古籍醫書《黃帝內經——靈樞·逆順》所言：「上工治未病，不治已病」，又如《黃帝內經——素問·四氣調神大論》所述：「是故聖人不治已病，治未病，不治已亂，治未亂，此之謂也。夫病已成而後藥之，亂已成而後治之，譬猶渴而穿井，鬥而鑄錐，不亦晚乎？」

　　基金會這二十五年來所做的肝病防治，乃至好心肝的醫療照護，以及許金川教授創作不輟地出版書籍宣導保肝觀念，都是在實踐預防疾病的發生。

　　很榮幸在許金川教授新書問市前，有機會能先睹為快，獲益良多，也希望更多社會大眾有機緣能早日閱讀這本健康寶典，在此強力推薦這本極具巧思又風趣的新書，並祝福大家無病一身輕。

<推薦序>

傳承與開創

財團法人伯仲文教基金會董事長
吳伯雄

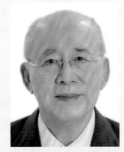

　　時光荏苒，肝病防治學術基金會成立二十五週年了，猶記第一次參加基金會週年慶時，我才五十幾歲，如今年屆八十，二十五年來，我保持全勤紀錄，一路眼見基金會的成長，對許金川教授所展現的智慧與毅力，更是發自內心的敬佩。

　　我的姊夫——中央研究院院士、肝病防治學術基金會創會董事長宋瑞樓教授，畢生奉獻於醫界，為國際肝炎醫學研究先驅，對肝炎防治政策有卓越貢獻，而許金川教授追隨宋教授習醫多年，帶領基金會同仁，實踐宋教授防治肝病的遺志，秉承恩師視病猶親的仁醫精神，並發揚光大、開創新局，成立「好心肝基金會——好心肝門診中心」，如今，穩健地邁向籌建肝病醫療中心，心心念念的是想為肝病病友帶來更妥善的醫療照顧，這是我要特別向許教授致敬之處。

　　我在許金川教授身上不僅見到宋教授醫者風範的傳承，其尊師重道的美德更令人感佩。

　　肝基會特於二〇一五年舉辦宋瑞樓教授逝世二週年紀念特展，並闢常設展間典藏宋教授之文物，為台灣肝病醫療史留下珍貴的紀

錄。二〇一六年逢宋教授百歲冥誕，肝基會特拍攝追思影片，記錄仁醫身影及家人、門生們真切的懷思。更難能可貴的是，基金會遵循宋教授「把病人當成自己家人」之信念，真誠服務病友，如此之用心，讓我們感受到宋教授精神永存。家姊吳芳英女士常說：「宋瑞樓在天有知，一定為這個基金會的成就，感到欣慰。」

　　肝基會一步一腳印走來，之所以能號召群賢，屢創新局，我觀察到是因許金川教授仁智兼具的人格魅力，使得越來越多的人願意追隨、參與基金會的行列，有錢的出錢，有力的出力。從基金會的成長可以看到台灣人民的善良與大愛，這股向善的力量，是台灣軟實力的展現。我要衷心地對曾為肝病防治投入心力的先生、女士們表達敬意——您們做了了不起的功德！而若我在夢中遇見姊夫，也會向他報告：「您的學生許金川，比您要求的，做得更多、更好！」

　　欣見許金川教授再度出版新書，文如其人，表面上看來談笑風生，其實蘊含深度的智慧，字字句句皆是懇切地提醒民眾要正確的保肝，在此誠摯推薦這本好書，並祝福大家身體健康。

<推薦序>

仁人仁心仁術——
向許金川教授致敬

前監察委員
吳豐山

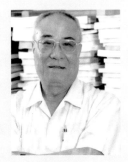

一、台大名醫許金川教授獻身肝病防治工作逾四十年，今逢肝病防治學術基金會成立二十五週年，特發表《好心救好肝》新書，囑寫短序一篇，本人打從心底樂意應命。

二、本人為什麼打從心底樂意應命？

本人認為世間人群，大分可為三類；一類是無力照顧自己，一類是只能照顧自己，一類是有能力照顧他人。

台灣社會有能力照顧他人的高人，其實為數不少，但願意挺身而出的人卻不多；願意挺身而出，又能鍥而不捨，數十年不改其志的人少之又少。

許金川教授就是這群少之又少的高人中，事功極為明顯的一位；所以他是等同人間瑰寶的第三類人之中又更上一層樓的仁人；所以許教授要我寫序，本人樂意應命，並引以為榮。

三、如所周知，肝病是台灣的國病。肝病何以變成國病？本人一無所知，只合理推測是否基因、生活環境、飲食習慣使然。

可是原因相對不重要，如何防治才最重要。

一九九四年許金川教授參與創立「肝病防治學術基金會」，這個基金會以肝病防治宣導及醫療研究為宗旨；透過文宣、講座及免費肝病篩檢，多面向地宣導正確的保肝知識。

二〇一三年，許金川教授進而成立了「醫療法人好心肝基金會──好心肝門診中心」，也就是從宣導為主，走向實作。

二〇一六年許金川教授進一步成立不以營利為目的的「好心肝健康管理中心」，以期為國人提供全方位的健康照顧，「籌建肝病醫療中心」則是目前基金會正努力的目標願景。

也就是說，他一步一腳印，說一寸做一尺，積累出極為可觀的事功。

四、本人對許金川教授的志業極為敬佩，但力薄能鮮，只能做二件事：

一是，只要周圍的朋友問我可把善款捐給誰時？本人一定建議他把許金川教授成立的基金會列入名單首選。

二是，每一次碰到許金川教授，我一定提醒他：您全心全力照顧別人，請不忘也必須照顧自己。

這是因為我深知，許金川教授每天午飯總是拖到下午一、兩點，一定要把前去掛號的眾多病患看完了，才想到自己也要吃飯。

許金川教授生性幽默、達觀，可是本人站在朋友立場，不得不囉唆地不斷提醒他：幽默和達觀不能當作午飯。

謹祝許金川教授新書不斷再版，也期盼他看在同胞份上，永保健康。

<推薦序>

與時俱進、永續大願

財團法人肝病防治學術基金會董事

何壽川

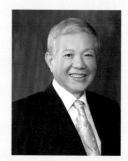

　　一九九二年我因 B 型肝炎發作，成為許 P 的患者，經過一年多生活調整配合，才逐步穩定下來。從自身的經歷與遭遇，深深感受到對疾病無知所帶來的無助與無奈。兩年後，得知許 P 與其恩師宋瑞樓教授嘔思成立一公益性的基金會，欲結合社會愛心力量來教育民眾正確的保肝知識，並推動全國性的免費肝病篩檢，以救助肝苦人，其大愛精神深深打動了我的心，因此在第一時間馬上予以支持，於焉開啟了與許 P 及其醫療團隊長達二十多年的大願之旅，彼此也因此成為莫逆之交。

　　一九九四年三月，肝病防治學術基金會成立，非常湊巧的，隔年，我國的全民健保制度開辦，除了宋瑞樓教授及許 P 在落實全面消除肝病的宏願因此得到更多的資源與支持外，結合肝基會與健保制度兩者相輔相成，嘉惠更多民眾遠離肝病之苦，這是大願得天助之開始。

　　回顧人類肝病疫苗發展的歷史，以及 B、C 肝新藥的發展史，台灣可謂即時與世界同步，讓 B、C 肝得以有效控制。在此同時，肝

　　基會也積極地推動 B、C 肝防治的深度和廣度，可謂在時序上產生了相乘的效果，才使得肝病治療在台灣的公共衛生議題上開創了世界輝煌的成就。在對的時間做對的事，是何等重要的一件事。

　　隨著時間飛逝，肝基會已服務全民二十五年了，正進入青壯期。許 P 如同前已出版的書籍，每週持續用輕鬆幽默的生活化文字和肝友們溝通。由於感染 B、C 肝病毒之後，肝臟會產生纖維化或肝硬化，埋下導致日後發生肝癌的禍因，因此，許 P 在本書中，多處不斷提醒肝友，有了 B、C 肝一定要定期抽血及做超音波檢查，此外，不要以為自己有了 B 肝抗體，或服用各種 B、C 肝的抗病毒藥物之後，血液中檢查不出發炎或病毒，就可以安心，從此不會得肝腫瘤。許 P 一再提醒，仍然要保持警惕，定期追蹤，以防萬一肝腫瘤冒出來了可以及早發現，及時治療。

　　肝基會二十五年來，已有三個不同目的的基金會成立並相輔相成。台大肝膽胃腸科的所有醫生，都是一線極其優秀的臨床醫師，一直都能與世界最先進的精準醫學同步，並且都有卓越的見解在臨床上開發，令人振奮，肝基會在經歷了這些年的奮鬥，同心協力，也聚合了所有一流的醫學精英，正在為二十五年「轉大人」後，發揮更大願力，要以台灣人的智慧及百年來的醫學臨床優勢，為世界仍未解決的醫療難題貢獻心力。相信今後的肝基會一定會在精準醫療領域，對肝病特有的病變上，做出對相應解方的貢獻，讓台灣持續成為肝病治療的亮點，讓全世界看見台灣。

　　人生而生、老、病、死，週而復始，佛家稱輪迴，生物稱自然循環，成就了就思索著永續，大願延續的是精神不變，工作方法與時俱進。大願必有神助，我一直相信。祝福肝病防治學術基金會二十五歲生日快樂！

<推薦序>

走入人間的菩薩

前台灣大學校長

孫震

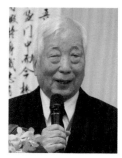

　　癌症是台灣多年來十大死因的第一名。癌症當中,肝癌一直是男性的頭號殺手,對女性而言則是第二名或第三名。肝癌如消滅,癌症就消滅了一大半。除了肝癌之外,慢性肝炎和肝硬化的死亡率近年雖不斷降低,但仍停留在十大死因的第十名。

　　肝癌主要致病原因是 B 型肝炎和 C 型肝炎。台灣近年因肝癌去世的人數中,大約百分之七十是由 B 肝引起,百分之二十由 C 肝引起。B 肝和 C 肝是通過血液和體液傳染,經由皮膚或黏膜傷口進入人體,在血液和肝臟中繁殖坐大,久而久之引起慢性肝炎、肝硬化和肝癌。由於肝臟通常只需要四分之一就能維持人體的正常功能,而且沒有痛覺神經,等到察覺病情往往已經太晚,甚至來不及了。

　　台灣 B 型肝炎的帶原率世界第一,大約每五到六人就有一人,大部分是帶有 B 肝病毒的母親在生產過程中傳給子女。民國七十三年七月,台灣是世界第一個國家開始為母親是 B 肝帶原者的新生兒注射 B 肝疫苗;七十五年七月開始全面為新生兒注射 B 肝疫苗。以後出生的嬰兒由於接種疫苗,產生抗體,得以終生免於肝癌和肝硬化

侵害。如今B肝和C肝都有藥可以治療，B肝的口服藥可以降低病毒活性，減少肝細胞發炎，C肝幾已可以根治。

　　台灣的成年人只有百分之十左右未感染過B肝病毒，血中未帶病原也無抗體；百分之十五左右是B肝的帶原者；百分之七十五左右有B肝抗體，所以說肝病是台灣的國病。對於這種具有普遍性和持續性的國病，我一向主張應以國家之力作全面性、系統性的治療，不能坐待病發再看醫生。現在我們已有新生兒B肝疫苗接種，下一步應推廣抽血和超音波檢查，全面預防和消滅B肝和C肝，還給國人一個免於肝癌恐懼的人生。

　　許金川教授是享有盛名、受人尊敬的台大名醫，他原可選擇教學、研究、看診安閒舒適的生活，但卻聞聲救苦，像走入人間的菩薩，走出「白色巨塔」，成立基金會，結合社會資源，號召熱心人士，以組織力量展開更積極有效的救人工作。一九九四年，他成立「肝病防治學術基金會」，透過文宣和講座宣導正確保肝知識；並帶領基金會同事和志工巡迴全國做肝病篩檢。二〇一三年成立「好心肝基金會──好心肝門診中心」，二〇一六年成立「好心肝健康管理中心」，提供診療和健檢。最終目標是建立一所「肝病醫療中心」，消滅肝病，幫助國人遠離「肝」苦。

　　許教授宣導肝病防治的通俗文章很多，已出版《遠離肝苦很簡單》和《爆笑不爆肝！輕鬆掌握保肝知識》兩書。今年是「肝基會」成立二十五年，再出版這本《好心救好肝》。本書延續前面兩本風趣幽默的風格，每篇都從一個笑話開始，並附有插畫，用淺顯生動的文字，告訴我們肝病的知識。許教授仁心仁術，念茲在茲，我十分敬佩，謹藉此短序，致敬祝福之意。

<推薦序>

永不忘艱苦人的名醫

《文茜的世界周報》主持人

陳文茜

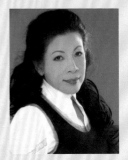

　　我第一次採訪他時，介紹他是台灣的肝臟名醫，他秒回：「大鳴大放的鳴。」

　　我請教他肝臟不好的人，該吃什麼維他命？他秒回：「維他命就是維持他人的生命。」

　　他找我吃飯，我說「川金會」正忙，我沒有時間出門享受，他又是一秒之內更正我，錯了，是「金川會」。

　　可惜我沒有國際影響力，無法讓「金川會」成為國際共識。否則，可能既給了許金川面子又給了金正恩面子，搞不好可以促進朝鮮半島和平。

　　「金川」醫師除了風趣幽默出名之外，他來自東港，小時候可能鮪魚吃得太少，個子小，卻胸有大志。他的成長過程，見證了台灣的貧窮時代，也見證了因貧窮台灣成為肝病「亡國」的現象。那一代的醫師，經常看到腹水末期的病人，而且往往是一家人群聚感染，生命都在倒數中。

　　台灣如今相對富裕了，大「鳴醫」還是經常上媒體，風趣幽默

地解釋 B 肝、C 肝帶原……我曾請教他為何脫下高大尚教授身段態度，把自己如此貼近庶民？

因為在台灣通常只有想選總統的人，才幹這個事。

他的回答卻是：「我的對手是地下電台那些賣假藥的人，我的病人被他們騙得天花亂墜，所以我必須和地下電台的名嘴火拚，說病人聽得懂的話。」

至今，近七十歲了，他見男人叫帥哥，見女人叫美女；對所有人，包括在街上攔截他請教病情的路人，皆笑容滿面，耐心地解釋病情。

只有一個人例外。

他對於自己的夫人，不盡情理的嚴厲。從台大醫學院退休之後，他創辦了好心肝基金會，入門口的銅像，當然不會是自己，而是啟蒙他懸壺濟世的老師宋瑞樓。他秉持老師的教誨，不准夫人（他稱賤內）踏入好心肝基金會看病。

他告訴妻子：「妳從家裡坐計程車來的錢，在附近診所即可就醫。」他太太氣不過，「我也付錢啊！我又沒有占你們便宜！」

許金川卻滿臉嚴肅，好像宣誓效忠憲法的總統口吻：「外戚干政，古所不容。」外加一句：「這是我的老師，從過往留下來的師門教誨。」

總之，做他的病人，他是天使；當他的朋友，他簡直是天上掉下來的慈父；惟獨身為他的夫人，有點倒霉。

許金川教授看病，老少咸宜、貧富不分，他只管你肚子大了沒有，因為大了，「他就得負責」。

肚子疼又大，表示肝功能可能已經很糟，必須換肝；肚子大不疼，表示趕快努力，還有救。

他只要看到男的，有點年紀、肚子大的人，打招呼時，即直接

拍對方的肚子，然後喊一句口號：「脂肪肝」。

當然，如果對方是個女的，而且胸部豐滿，他就會假裝紳士，偽稱：「大美女好，檢查一下妳的肝臟超音波。」

創辦好心肝基金會，他一方面把才剛剛退休的教授找到台大醫院附近的好心肝診所看診，做到「醫生用其盡，醫療盡分流」，同時有時下鄉義診。

他沒有名牌醫生的嗜好，衣著樸實，吃食簡單。生活如清粥，把「妙語如珠」當小菜，歡歡喜喜過日子。例如「我這一生最怕女人和狗，一個把我追到家門外，一個又把我追回家門內。」人們稱讚許金川的妻子把他奉獻給社會，他說：「那叫放生。」

我得肺腺癌開刀時，他派著秘書陪我度過一次又一次術前檢查，開刀後幾乎天天來探望，然後大名醫一個人自己徒步「掃街」，從台大醫院走回公園路好心肝醫療診所。

我本來想問他：「我有你的『兩怕』，一個是女人（當然老了，可能對他比較無害），而且我還養了六條狗。汪！汪！汪！汪！你不怕啊？」

原來他另有「企圖」。

他念茲在茲，台灣的醫療設備不足，許多偏遠地區沒有 MRI 及 CT，即使在大城市也嚴重不夠，導致一般人至少得等三～六個月，才能照到 CT 等檢查器材。哪怕這個病人，在好心肝基金會名醫診斷下，可能疑似肝癌，或是肺腺癌，也只能苦苦等待。

除非你是政商界「名人」（我的 CT 是在振興醫院照的），有權力的部長、五院院長、正副總統，在台大立即安排插隊，因此往往忽略了民間疾苦。

這與許金川教授的醫療理念不合。

平民，不表示他們的生命不值錢。

為了改變法令，他已奔走五、六年，求助於各黨重要人士，包括因社運領袖而進入立法院的新政治人，老的、清新的、不同政黨的……至今皆不了了之。

我住院開刀，他關心我之餘，好像看到一個新「人質」，問我怎麼辦？如何做到早期篩檢？如何使已經疑似肝癌的病人，可以早點照到 MRI？而且必要時健保可以給付？我喘呼呼的，好像上了質詢台，但這使我更加佩服許教授。

他一身醫術，一生奉獻，但是在台灣利益團體根深柢固的體制之下，他，無能為力，只能看著他想救的病患，一步步走向生命危險處。

政治人物愛說：「不信公義喚不回。」但多數時候，掌權了，變成不信權力利益撈不回。

許金川教授可以灰心、可以喪志、可以變成老憤青、可以一走了之，但他依然風塵僕僕，溫文儒雅，每一年某個週末，為盲啞人士義診；每一個月，下鄉義診，平常繼續照顧病人。

所以，我進了醫院，他好不容易又見到「人質」，體貼之餘，繼續為平民的健康向我遊說。他忘了，我已經離開政壇很久。

但是他真的好努力。他的聲音社會大眾居然沒有聽見，也不關心。而社會大眾的健康，正是他努力的目標。

於是冒著怕女人和怕狗的重大風險，出院後他持續和我「接觸」，又請我為書寫序。

午夜夢迴，別人想的是名利權情，他想的是：我那些窮困病人的 MRI 和 CT 在何方？

許金川教授的英文名字叫 Water，台語翻譯：拉薩水（髒水）。

這盆拉薩水，為我們重新定義，什麼叫做「偉大」，什麼叫做「謙卑」。

而這些，他從不掛在嘴邊。

只是全力以赴。

<推薦序>
上醫治未病

和泰興業大金空調董事長

蘇一仲

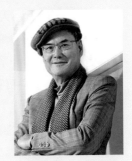

依據衛福部統計，國人每年約有一萬三千人死於慢性肝病、肝硬化及肝癌。慢性肝病及肝硬化為全國主要死因前十名，肝癌則為全國主要癌症死因的第二位，而有「國病」之稱。被譽為台灣肝病醫學之父的宋瑞樓教授，一生致力於肝炎及消化道疾病之研究，對台灣醫界有著卓越貢獻。他從研究中找出肝炎病毒是導致肝硬化以及肝癌的主因，在一九八四年更推動新生兒注射 B 型肝炎疫苗，使台灣成為全世界第一個全面施打 B 肝疫苗的國家，將台灣研究推向國際舞台。

四十年前，許金川醫師便追隨恩師宋瑞樓教授的腳步，鑽研肝臟相關疾病，並在二十五年前——一九九四年與恩師等人成立「肝病防治學術基金會」，為國病犧牲奉獻。為了更深入探討肝癌發生原因，特地到美國進修分子生物學，結合臨床經驗，不斷創新醫療技術。不僅如此，為了讓眾多的肝病病友有一個充滿溫馨與愛心的醫療環境，於二〇一三年創立了全國第一家不以營利為目的的「好心肝門診中心」。二〇一六年更成立了「好心肝健康管理中心」，期能全方位照顧國人健康於未然。

　　視病如親，為人風趣的他，被大家暱稱為許 P。初次與許 P 見面是在扶輪社所舉辦的肝病篩檢活動，因為需要抽血，不免看到有些受檢者的緊張表情，許 P 總在談笑風生之中，化解大家看病的緊張。更有甚者，為了早日實現消滅國病的宏願，他所得到的巨額獎金全都捐給了基金會。

　　世人熟知的扁鵲三兄弟的故事中，有一天魏文王問扁鵲，家中三兄弟誰的醫術最為高明？扁鵲答：「大哥的醫術高於二哥，自己則是三兄弟中最差的。因為大哥的醫術能夠防患於未然，在一個人的病未起之時用藥將其調理好。二哥則是能治病初起之時防止釀成大病。而我卻是在人已病入膏肓時下虎狼之藥，起死回生，故一般人都以為我的醫術最高明。」三兄弟相比，大哥才是「上醫」，能深入病理，洞察徵兆。所謂「上醫治未病」，許 P 不僅透過「肝病防治學術基金會」，推廣肝病防治教育，更以「好心肝門診中心」的實際預防醫療行動，深入民眾的生活，有如神醫扁鵲的長兄，稱為「上醫」也不為過。

　　適逢「肝病防治學術基金會」二十五年，為了讓人人照顧好自己的「心肝寶貝」，更以漫畫、笑話與私房話的方式分享，深入淺出，寓教於樂。以「保肝尚未成功，同志仍須努力」作為此生重要使命的金川兄，要再次讓讀者「爆笑不爆肝」！

<作者序>

醫病一家親，
人人好心肝

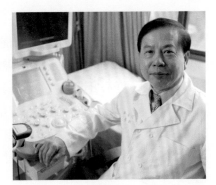

許金川

　　歲月匆匆，行醫已逾四十載，轉眼間，肝病防治學術基金會成立已屆二十五年，這段歲月，可說是廣大社會善心人士以「好心」「救好」全民的「肝」，共同以愛心締造的全民肝病防治史。

　　四十多年前，我還是住院醫師時，發現了超音波對於診斷肝病的重要性，自此與肝病病人結下了不解之緣。一九八○年代，從事早期發現肝癌的研究工作，雖然救了不少人的性命，但當時國人缺乏正確保肝知識，求診時多已肝癌末期，治療困難，加上籌措研究經費充滿無奈與挫折感，內心充滿極大壓力。因此體會到一己之力有限，也意識到必須對外尋求更大資源，凝聚社會愛心與智慧，才能突破困境。

　　一九九四年初，我和恩師宋瑞樓教授邀集幾位在國內長期從事肝病研究的醫者，更在社會愛心人士贊助下籌募基金，成立了財團法人肝病防治學術基金會，以肝病防治宣導及肝病研究為宗旨，二十五年來，上山下海走遍全國偏鄉，已為六十餘萬人次做過免費篩檢，衛

教講座超過上千場，還榮獲二○一七年醫療奉獻獎團體獎殊榮。

　　二○一二年底，為了將服務從肝病篩檢擴大至醫療面向，成立了醫療財團法人好心肝基金會，並創立了完全由各界捐助、不以營利為目的的「好心肝門診中心」，為肝病病友提供溫馨、安心、愛心的醫療場所。二○一六年更進一步創立了非營利的健康管理中心，為國人提供早期預防的健康照顧，健檢善款則作為救治肝苦人之用。未來，更希望能早日為肝苦人成立專屬的「肝病醫院」及「肝病醫療中心」。

　　如今，在政府及民間共同努力下，肝癌及慢性肝病的死亡率雖然下降，但肝病對國人的威脅仍鉅，診間還是有許多病友下跪求醫救命，讓人極為不忍。可見缺乏正確的保肝觀念，仍是延誤就醫、家破人亡的禍源，基金會還要更加努力宣導，並加強研究，才能早日達成消滅肝病的使命。

　　醫療知識專業深奧，我常思考如何將艱澀難懂的醫學，化為有趣的文字語句，透過文宣、演講，讓民眾易懂吸收，因此自基金會成立之初至今，每週於報章網路以笑談保肝的方式撰寫專欄，累積二十多年已達上千篇的文章，近年已陸續集結出版《遠離肝苦很簡單》《爆笑不爆肝！輕鬆掌握保肝知識》二書，承蒙各界的愛心助印，已印行數十刷的善書。

　　今逢肝基會成立二十五週年，特集結專欄文章，並將多年來巡迴演講內容整理成章，出版《好心救好肝》一書，冀望這些苦口婆心的保肝叮嚀，能以寓教於樂的方式深植人心，以期全民有好心、好肝，人人好健康。

　　在此衷心感謝華泰銀行前董事長林博義先生二十年來支持《聯合晚報》專欄，也感謝聯合報系每週的編輯刊載。並感恩長期支持好

心肝的前輩、好友們。感謝宋文彬先生、吳伯雄先生、吳豐山先生、何壽川先生、孫震先生、陳文茜小姐、蘇一仲先生（依姓氏筆劃排序），特別撥冗為拙著推薦作序。也謝謝圓神出版機構簡志忠董事長及編輯群協助本書出版，同時，本會陳淑卿小姐花費許多心血整理文稿，一併致謝。

由衷感謝眾多社會愛心人士的暖流支持，成立基金會走出象牙塔之後，我才深切領悟到醫學只是許多領域中的一環，而行行出狀元，出錢出力協助我們最多的是曾求我看診的病人或家屬，以及各行各業的朋友，因此，我體會到恩師宋瑞樓教授常常告誡的「視病猶親」之真諦，也就是「把病人朋友化，朋友親人化」，醫病一家親，才能發揮更大的力量。

肝基會正孜孜矻矻地走在消滅國病的道路上，目前正是關鍵里程碑，我要特別感謝基金會同仁及義工們長期不辭辛勞地並肩作戰，也期盼更多好朋友加入好心肝行列，讓我們一同以「好心救好肝」，邁向消滅國病的最後一哩路。

目 錄

（依姓氏筆劃排序）

推薦序　非典仁醫　宋文彬　　002

　　　　傳承與開創　吳伯雄　　004

　　　　仁人仁心仁術——向許金川教授致敬　吳豐山　006

　　　　與時俱進、永續大願　何壽川　　008

　　　　走入人間的菩薩　孫震　　010

　　　　永不忘艱苦人的名醫　陳文茜　　012

　　　　上醫治未病　蘇一仲　　017

作者序　醫病一家親，人人好心肝　　019

PART 1　保肝要及時

許教授保肝開講 01　人要有柔軟心，更要有柔軟肝　028

1-1　心肝寶貝，是幾個器官？——肝臟不能罷工　030

1-2　五十步笑百步——顧心也要顧肝　032

1-3　一個老婆不夠用——肝是唯一能再生器官　035

許教授保肝開講 02　肝若不好，人是黃的　037

2-1　讓別人睡不著——肝病變臉已末期　039

許教授保肝開講 03　肝火旺，就是肝不好？　042

3-1　拈花惹草——中西醫「肝」大不同　044

| 許教授保肝開講 04 | 肝病，歹戲拖棚 | 046 |
| 4-1 | 星星之火可以燎原——肝病惡化不自覺 | 048 |

PART 2　肝病，隱形殺手

許教授保肝開講 05	B、C 肝是肝癌元凶	052
5-1	做頭七——天生好肝只有一個	056
5-2	誰最有用？——各種肝炎特性	059
5-3	血緣關係——蚊子叮，會傳染 B、C 肝嗎？	062
5-4	外出報備——肝病不是遺傳	065
5-5	有金子，沒精子——病毒雖衰，肝已壞	068
5-6	作弊——肝炎病毒造成肝癌	071
5-7	帶孝上班——B 肝疫苗阻絕感染	074
5-8	棉被便宜賣——感染 B 肝有抗體，仍會得肝癌	077
5-9	帶小三登山——B 肝抗病毒藥物的由來	080
5-10	坐「愛」，還是靠窗？——B 肝用藥的智慧	083
5-11	變髮圖強——肝炎藥物不斷更新	087
5-12	直腸斷了——治療 B 肝，停藥風險高	090
5-13	一山比一山高——C 肝全口服新藥時代	093

| 許教授保肝開講 06 | 體力好，不代表有好肝 | 096 |
| 6-1 | 不識好人心——有 B 肝，不能只靠運動 | 098 |

6-2　力不從心——肝不好，七情六欲不振　102

許教授保肝開講 07　肝硬了會怎樣？　104

7-1　老公有「殺」氣——腹水難收　106

7-2　從沒清醒過——肝病末期，意識不清　109

7-3　我很好睡——日夜顛倒，肝昏迷前兆　111

PART 3　肝癌治療有道

許教授保肝開講 08　長肝癌，沒感覺？　114

8-1　痛心，沒藥醫——肝臟內無痛覺神經　116

8-2　老公還沒斷奶——肝癌無法自摸　118

8-3　老公很突出——背痛，不可不慎　121

許教授保肝開講 09　同樣得肝癌，結果大不同？　124

9-1　伴君如伴虎——肝腫瘤的診斷　126

9-2　哈韓風——肝癌細胞的特性　129

9-3　一粒一修——肝癌的數量與大小　131

9-4　你是哪一族？——肝癌型態影響預後　133

9-5　心裡有數——小肝癌，預後好　135

9-6　賺錢給誰花？——肝腫瘤基因，因人而異　138

9-7　我是劉太太——肝臟長瘤，有良有惡　141

許教授保肝開講 10	肝癌早發現，治療方法多	144

10-1 我會負責的！——肝癌診斷進步，預後佳　147

10-2 全熟或半熟？——電燒治小型肝癌　150

10-3 小鳥中風了——栓塞治療，餓死肝癌　152

10-4 去天國要靠你——肝癌手術與肝衰竭　154

10-5 指腹為婚——肝癌切除又復發　156

10-6 上帝原諒你——標靶治療，適用晚期　159

10-7 別想太多——免疫療法，抗癌新武器　162

10-8 身體愉快，精神就健康——未來治癌顯學　165

10-9 雞叫狗吠——肝臟移植，根治生機　168

PART 4　謹慎愛肝，健康又長壽

| 許教授保肝開講 11 | 疲勞，就是肝不好？ | 172 |

11-1 我想要，他都說好累——肝病末期，才會喊累　173

| 許教授保肝開講 12 | 想保肝，卻保錯肝！ | 176 |

12-1 男人的話能信嗎？——肝不好，要吃保肝丸？　178

| 許教授保肝開講 13 | 勿學神農嚐百草 | 181 |

13-1 吃蒜不如裝蒜——愛肝別傷肝　184

13-2 「維」持「他」人生「命」——亂吃，當心猛爆性肝炎　187

許教授保肝開講 14　　肝，人體最大的化學工廠　189

14-1 以假亂真——肝變皺變硬，不喊痛　191

許教授保肝開講 15　　喝酒，傷肝、傷心、傷荷包　194

15-1 在家不講話——遠離酒精不傷肝　196

15-2 山盟海誓——解酒酵素與癌症　199

許教授保肝開講 16　　脂肪肝，傷肝、傷心、傷血管　202

16-1 吃鞭補鞭？——吃肝補肝，反傷肝　204

16-2 吃豬肝，想人肝——你是哪種肝？　207

16-3 終於看到「弟弟」了——脂肪肝，嚴重會致癌　210

16-4 西瓜甜不甜？——血糖過高，危害肝臟　212

許教授保肝開講 17　　好肝可用百年　215

17-1 拿菜刀找老公——人老，肝不衰　216

許教授保肝開講 18　　適當而健康的長壽　219

18-1 GG 復 GG——壽命延長，新病產生　222

18-2 大「杯」咒——肥胖與壽命　225

18-3 扶不起的阿斗——壽比南山先瘦身　228

18-4 ㄕㄨㄥˋㄩˋ易自殺？——精神、身體都需保養　230

18-5 祝你活百歲——快樂長壽要健檢　233

PART **1**

保肝要及時

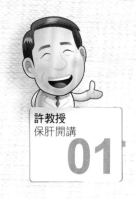

許教授
保肝開講
01

人要有柔軟心，
更要有柔軟肝

我們常聽佛家勸人要有柔軟心，卻很少聽醫家勸人要有柔軟肝，事實上，柔軟肝比柔軟心更重要，因為「郎心如鐵」，鐵石心腸總有軟化的一天，但「郎肝如鐵」，肝一旦變硬了，就很難柔軟了。

事實上，我國古代就知道正常人的肝是軟的，例如我們常用「肝腦塗地」來形容竭盡忠誠，要用「肝」跟「腦」來塗地，為什麼要用這兩個器官當塗料？因為正常人的肝和腦一樣是柔軟的，因此當塗料，如果肝硬了，就無法當塗料了。

另一句古語——「肝腸寸斷」，就是指傷心到極點聲淚俱下，拿起菜刀來切豬肝、豬腸，正常的肝是柔軟的，刀子切得動，如果肝硬了，刀子就切不下去了。

歷史上可以考證肝不好會變硬的，就是明朝末年史可法的故事。史可法的老師左光斗為奸人所害，身繫囹圄。史可

法假扮清潔工到獄中探視恩師，但老師擔心學生受到牽連，嚴詞把他趕走，後來史可法提起這段往事，總會說：「吾師肺肝，皆鐵石所鑄造也！」表示古人知道肝壞了會變硬，像石頭一樣。

一旦肝硬了，肝機能慢慢變壞，可能有一天會肝昏迷而往生，也可能會食道靜脈瘤破裂出血而往生，也有可能有一天長肝癌而致命。因此，人要有柔軟心，慈悲為懷，自己快樂，別人也會快樂；人更要有柔軟肝，自己快樂，家人也會快樂，人生才會是彩色的。

心肝寶貝，是幾個器官？——
肝臟不能罷工

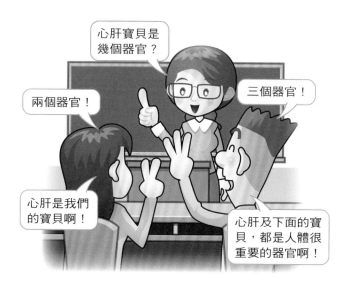

中學上健康教育課。

老師：「心肝寶貝是幾個器官？」

女生：「兩個器官！」「心肝是我們的寶貝啊！」

男生：「三個器官！」「心肝及下面的寶貝，都是人體很重要的器官啊！」

　　不管是兩個或三個器官，自古以來，心肝寶貝就是國人耳熟能詳的形容詞，表示肝臟跟心臟、甚至「寶貝」，一樣是人體很重要、不可或缺的器官。

　　人可以沒有手、沒有腳，卻不能沒有肝臟，肝臟一旦罷工了，不到幾天，人就會昏迷不醒死亡。例如得了猛爆性肝炎，就像強烈颱風過境，百分之八十以上的肝功能全失，皮膚會變黃，小便變茶葉色；接著，因為有了腹水，肚子會大起來；人會陷入昏迷狀態，因為人體的新陳代謝所產生的廢物及毒物無法解毒；其中最重要的是人體的氨會存在體內，氨會抑制人體腦細胞的活性，人就會昏迷不醒，最後死亡。

　　心臟出了問題，人會喘，會胸悶，這是上天在人體裝了一個很好的警報系統，讓人及早就醫，大都來得及救命；但肝臟沒有警報系統，一旦肝臟出現了症狀，例如疲倦、黃疸、昏睡、腹水等，經常都很嚴重，此時就醫通常為時已晚。

　　因此，要知道自己有沒有一副「好肝」，就不能憑感覺、憑有無症狀，而是要靠完整的肝臟檢查，包括抽血及腹部超音波檢查。

五十步笑百步——
顧心也要顧肝

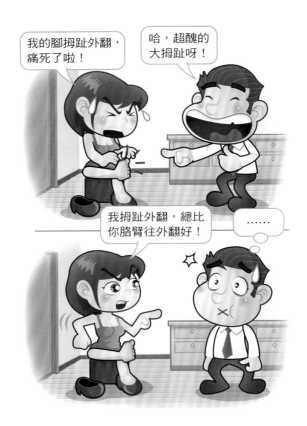

老婆拇趾外翻，整天喊痛，老公老是嘲笑。

老婆：「我拇趾外翻，總比你胳臂往外翻好！」

　　五十步笑百步，人性也。但如果五十步的人只笑別人，不自我檢討，有天出了亂子，可能就來不及了。

　　王先生與王太太都是 B 型肝炎帶原者，但個性大不同，兩人常互相嘲笑。王先生大而化之，樂觀進取，每天一早就在隔壁運動場跑三千公尺，天天洗冷水澡，即使寒流來襲亦是如此。

　　王太太肥胖，愛吃大魚大肉，不愛運動，但對自己是 B 型肝炎很在意，三個月不到就到檢驗所抽血驗肝功能，每半年定期到醫院做超音波檢查。

　　有天，王太太做完家事，突然胸口感到一陣壓迫感，直冒冷汗，家人看情形不對，趕快將她送醫，還好住家附近就是醫院，不到二十分鐘已躺在急診室。醫師診斷是心肌梗塞，趕緊做心導管手術，才化險為夷。

　　王先生到醫院探望，笑太太是不愛運動的後果，光做檢查是沒用的。過了三個月，有天，王先生運動完突然感到右上腹一陣痛，接著也冒冷汗，他一開始不肯就醫，心想每天運動不可能有大礙，但沒多久就倒地不起。

　　結果就醫發現，血壓只剩七十 mmHg，原來不知已休克多久了。經一番檢查才發現，他肝臟內長了一顆八公分大的肝癌破裂出血，緊急接受栓塞治療，才穩住情況。

　　健康是全方位的，只顧運動、是顧了心血管；但心好、不代表肝就會好，有天肝可能出問題而不自知，就像王先生一樣。反之，只顧肝、不顧心，有可能心出問題而不自覺，就像王太太一樣。換言之，「心」「肝」寶貝都很重要，缺一不可。

一個老婆不夠用——
肝是唯一能再生器官

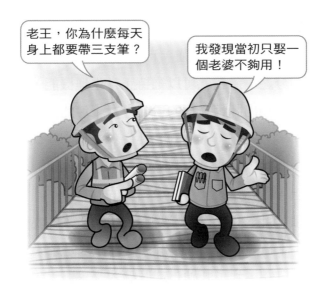

老王身上總是帶三支筆，同事好奇問他。

他回答：「我發現當初只娶一個老婆不夠用！」

他應該是只敢在外面說說而已。

　　人體器官事實上都是有備胎的，例如耳朵有兩個，眼睛有兩個，腎臟有兩個，睪丸、乳房也都是有兩粒，一方面是美觀，事實上也有備份的作用。

　　另外，心臟雖然只有一個，但正常人在日常生活上用不了那麼多，激烈運動才會動用至儲備的心臟功能。而肺臟則是左右各有兩大葉，開刀切一小葉，日常生活不受影響。

　　至於肝臟，後續力更強，正常人肝臟可以切掉四分之三，只要四分之一還在就可以維持正常生理機能，因此，捐肝者通常可以捐出肝臟右葉的百分之八十。此外，肝臟長了「壞東西」，只要沒有嚴重的肝硬化，左葉切除或右葉切除通常都沒有問題，而剩下的肝臟會再生肥大，彌補回來。

　　事實上，肝臟是人體唯一會再生的器官。

　　但即便如此，每年台灣還是有一萬兩千人左右死於各種肝病，成千上百人等待別人捐肝，其中原因是感染了 B 型、C 型肝炎不自知，到了肝硬化或肝癌才來求醫；另有些人是長期酗酒，到了眼睛黃、皮膚黃、肚子大、腳腫、肝硬化末期才知悔悟。

　　事實上，人雖然只有一個肝臟，但好好使用，用個百年沒問題。同樣的，一支好筆好好用，自然不用帶三支；一個老婆好好發揮功能，自然也不用去羨慕別人有三妻四妾了。

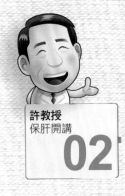

許教授
保肝開講

02 肝若不好，
人是黃的

有句話說：「肝若好，人生是彩色的；肝若不好，人生是黑白的。」我們看一個人，如果他的皮膚晶瑩剔透、精神抖擻，他一定沒有嚴重的肝病。如果肝不好，毒素排不出去，皮膚會色素沉澱、黯淡無光，精神萎靡，不過，這要到肝病末期，肝功能剩不到四分之一，才會從外表看得出來，這也就是肝病的可怕之處。

例如，好好的一個人，如果得了猛爆性肝炎，肝指數飆到一、二千多，肝細胞大量壞死，剩餘的肝細胞無法處理人體的代謝產物，包括膽紅素，膽紅素就逆流到血液中循環至全身各處，就會造成黃疸，眼白變黃、皮膚黃，小便也像茶葉色一樣黃，甚至越來越深。所以，肝若不好，人其實是「黃」的。

肝硬化末期的病人，往往皮膚變黑、神色黯然、精神萎

靡，如果有機會換肝成功，就會有一百八十度的轉變，皮膚變光亮、回復光采活力，所以，肝對人體的影響實在太大了，人可以沒有手、沒有腳、沒有胃，但絕對不能沒有肝。

俗話說：「相由心生，由臉觀心。」但如果由臉可以觀「肝」，通常已是肝病末期了。國父孫中山先生於民國十四年三月十二日，因膽管癌（肝癌的一種）病逝於北京，在舊版的新台幣百元鈔上的那張國父遺像，就是典型肝病末期的病容，兩眉緊縮，下巴微翹，面無笑容。

民國十三年，國父抱病從南京「北漂」到北京共商國是，已經出現肝病末期的症狀，像是疲倦、黃疸、食欲不振，從症狀出現到溘然長逝，不到半年，是典型肝病的例子。

所以，當我們看到國父遺像要心生警惕，千萬不要到這般病容才就醫，通常已經來不及，平日就要定期做完整的肝臟檢查，並謹記「保肝尚未成功，同志仍須努力」。

2-1

讓別人睡不著！——
肝病變臉已末期

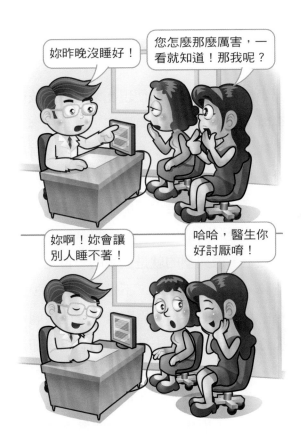

碰到兩位多年不見的女士，其中一位看起來精神不濟。

我說：「妳昨晚沒睡好！」

另一位吃了一驚：「您怎麼那麼厲害，一看就知道！那我呢？」

我仔細端詳了一下，長得蠻標緻的，雖近中年，但仍具吸引力。

我說：「妳啊！妳會讓別人睡不著！」

對方聽了高興大笑。

　　人的臉部表情千變萬化，即便現在電腦修圖技術發達，仍然不能完全模擬人臉表情。人有笑容，也有病容；有嘻皮笑臉，也有面無表情的撲克臉；有真誠的臉，也有社交表面的職業臉。對醫師而言，要看病人是否精神好、是否疲倦、是否焦慮、是否喜形於色、是否萎靡不振、是否精神抖擻、是否體態豐盈、是否形同枯槁，是看病的第一步驟。

　　有病形諸臉上，最典型的就是舊版的一百元新台幣鈔票上那張國父遺像。通常疾病末期，不是臉色不對，就是臉型消瘦。那張一百元國父的臉，兩眉緊縮、下巴微翹、面無笑容，即表示那時國父已在重病末期，換句話說，即是「快不行」時照的相。事實上，當時國父已肝病末期，民國十三年十二月他從南京抱病「北漂」到北京要共商國是，隔年三月十二日就病逝北京，「抱病」通常是病態嚴重之時。

　　事實上，肝病可怕之處在於早期、中期由臉色是看不出來的，只有正常肝功能剩下不到四分之一時，才會疲倦，臉色也才會有倦容；或者肝癌很大了，人才會消瘦，臉型才有消瘦之時。如果肝功能再差，黃疸厲害，此時皮膚臉色就會變黃。

　　至於近代人常因睡眠不足，其在臉上的表情與真正的病容是不同的，仔細端詳可以分辨得出來，如果是前者，通常補眠之後就恢復神采奕奕；但如果真的重病，即使勉強補眠，臉上表情與正常人還是不一樣。

　　「觀其眸子，人焉廋哉！」孟子說，看一個人的眼睛就知道他的底細。同樣的，你我也要用心觀察身邊的人是否臉上表情不對了，及早就醫，或許能挽回一些不幸。對肝臟而言，不能等到「變臉」才求醫，應該平常就做好定期檢查，才能永遠有好面容。

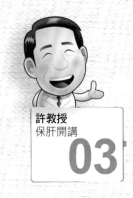

肝火旺，
就是肝不好？

關於「肝」，有一個耳熟能詳的形容詞——「肝火旺」，也就是台語俗稱的「肝火大」。

當有口臭、長痘痘、晚上睡不著……等狀況，假如去給中醫把脈，中醫師會說：「肝火旺！」於是趕快去醫院做檢查，但抽血檢驗肝功能正常，腹部超音波檢查肝臟也正常，疑惑著：「為什麼中醫說『肝』不好？西醫說『肝』沒問題呢？」

又如，當有腰痠背痛、記憶力減退……等狀況，中醫說：「這是『腎虧』（台語俗稱：敗腎）」，也到醫院去做檢查，腎臟功能卻都正常。

諸如此類，為何中醫、西醫講的不一樣？該聽有五千年悠久歷史的傳統醫學，還是講求科學實證的西方現代醫學？

事實上，傳統醫學跟現代醫學對疾病的定義並不一樣，傳統醫學所稱的肝火旺或腎虧，就現代醫學來看，指的是自

律神經失調。腎虧不治療，不會致命，但現代醫學的腎衰竭、尿毒症，若不洗腎、不換腎，可就危及生命了。台灣每年有一萬多人死於各種肝病，包括猛爆性肝炎、肝硬化及肝癌等，這些會致人於死命的「肝」，是現代醫學的「肝」，而不是傳統醫學所指的肝火旺的「肝」。

　　所以，古代「肝」跟現代「肝」是不一樣的，中西醫各自表述，千萬不要混淆了，在此，我們要保的肝，是位於人體右邊肋骨下面的肝臟，千萬別保錯「肝」了。

3-1

拈花惹草——
中西醫「肝」大不同

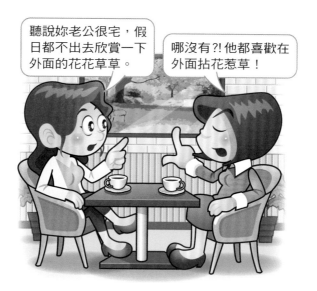

兩位同窗女同學敘舊。

甲：「聽說妳老公很宅，假日都不出去欣賞一下外面的花花草草。」

乙：「哪沒有?! 他都喜歡在外面拈花惹草！」

　　同樣是花草，卻有不同的意義，這是中國文字之妙。

　　同樣的，對於國人常聽到的「肝」字，也有許多不同的用法。例如「心肝寶貝」，表示心與肝都很重要；但是「肝火旺」，是傳統以來有關肝出了問題，一般人最耳熟能詳的形容詞，意指一個人口臭、長痘痘、睡不著……等症狀，事實上，這是傳統醫學的用語。

　　傳統醫學指的「肝」，是基於中國古代陰陽五行來定義的，與現代醫學中，位於右邊肋骨下面，會引起猛爆性肝炎、肝硬化、肝癌的「肝」是不一樣的。但也因如此，即使很多人都想保肝，但保的肝大都是傳統醫學的「肝」，與現代醫學的「肝」並不同。

　　打開電視新聞、翻開報紙、連上網路可發現，許多名人、親朋好友都罹患肝病，民眾因此很怕自己肝不好，偏偏廣告上賣的保肝藥，保的肝大多是傳統醫學的「肝」，換句話說，與真正現代醫學所稱的「肝」的肝炎、肝硬化及肝癌是不同的。

　　以現代醫學角度來看，傳統醫學中的肝火旺，是指自律神經失調，並不是會致人於死的「肝病」。因此，保肝的第一步不是吃保肝藥，而是捲起袖子抽血驗有無 B 型、C 型肝炎病毒，這兩者才是引起肝炎、肝硬化及肝癌的主因。

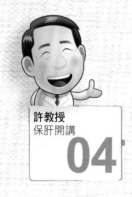

04

肝病，
歹戲拖棚

二〇〇三年，爆發 SARS（嚴重急性呼吸道症候群）疫情，人人聞之色變，根據官方統計，台灣因 SARS 死亡的人數為八十六人。至於台灣的國病——肝病，每天約有三十五人死於肝病，一年死亡人數達一萬多人，是 SARS 死亡人數的幾百倍。

SARS 來得快，奪命也快，大家都很害怕，但為何肝病一年奪命這麼多，大家的警覺性卻很低？因為肝病除了少數猛爆性肝炎，會在短時間內致命外，一般的慢性肝炎、肝硬化、肝癌都是「歹戲拖棚」，病程長達二、三十年，甚至四、五十年，期間通常沒有症狀，若是沒有定期追蹤檢查，等到症狀出現，通常都來不及了。

過去二、三十年來，肝癌一直蟬連十大癌症死因前一、二位，長年位居男性癌症死因之首，每年因為肝癌死亡的人

數約七千人，肝癌患者年齡大多五、六十歲以上，尤其肝癌
又以男性較多，往往是家中主要的經濟支柱，是社會上的中
堅份子，對家庭及社會的影響非常大。

　　近年，在政府、醫界及肝病防治學術基金會的共同努力
下，肝癌死亡率、發生率、發生人數皆呈現下降趨勢，慢性
肝病及肝硬化在國人十大死因排名，已從民國九〇年的第六
位，逐年退至一〇五年的第十位。

　　雖然肝病防治在近年已展現成效，然而「保肝尚未成功，
同志仍須努力」，期盼能早日達成消滅肝病的目標。

星星之火可以燎原——
肝病惡化不自覺

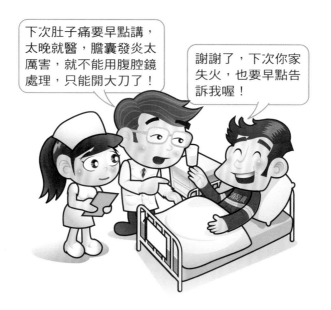

醫師探望在消防局工作的朋友，因膽結石住院開刀。

醫師：「下次肚子痛要早點講，太晚就醫，膽囊發炎太厲害，就不能用腹腔鏡處理，只能開大刀了！」

病人：「謝謝了，下次你家失火，也要早點告訴我喔！」

　　雖然好意，但有點詛咒的感覺，好像有點怪怪的，但早期發現與及早治療，用在防災與治病道理都是一樣的。

　　「星星之火可以燎原」，火災的可怕，對人類傳染病而言，也是如此。

　　例如肉眼看不到、普通顯微鏡看不見的 B 型或 C 型肝炎病毒，經由皮膚或黏膜傷口進入體內、跑到血液，並在血液、肝臟內繁殖坐大，患者通常是沒有感覺的，等到有天病毒大量繁殖，肝細胞嚴重發炎壞死，引起所謂的猛爆性肝炎，這時患者開始會疲倦、眼睛黃、尿液變黃，此時才想到求醫，情況通常很嚴重了。

　　有些人也許肝細胞發炎沒那麼厲害，但一、二十年下來，肝臟長期發炎，肝指數一直高低起伏，終於由慢性肝炎轉變為肝硬化。不過，患者在肝硬化初期也是沒感覺的，等到有天因腹水而肚子變大，或食道靜脈瘤破裂大量吐血了，才去求醫，已是肝硬化末期。

　　有些 B、C 肝病友已經由肝炎、肝硬化轉為肝癌，在肝癌初期、中期通常也是沒有感覺，可以照常上班，照常爬山、下海，自覺好好的，等到有一天肚子痛或狂瘦，才去就醫，

往往已是肝癌末期。

　　失火時，大家看到火苗，人人害怕，但感染 B、C 肝，大家看不到，不曉得害怕，等到有感，通常已是火苗蔓延，不可收拾了。

PART **2**

肝病，隱形殺手

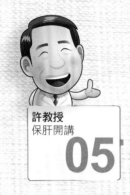

B、C肝是
肝癌元凶

自然界比細菌還微小的微生物稱為病毒，流感病毒、腸病毒、SARS 病毒……都是病毒，侵害肝臟的是肝炎性病毒，它所引起的肝炎稱為病毒性肝炎，是台灣、甚至全世界肝病的殺手。

病毒性肝炎依照傳染途徑分為兩種，一種是經由口腔食物傳染，如 A 型肝炎、E 型肝炎，也就是病毒從口腔進入，在腸胃道裡繁殖，從糞便排出，所以如果衛生習慣不好，很容易傳染給身邊的人。另一種是經由血液、體液傳染，如 B 型肝炎、C 型肝炎、D 型肝炎，病毒是在血液、肝臟繁殖，在胃腸裡幾乎是沒有的，所以一起吃飯並不會傳染。會起肝硬化、肝癌的是 B 肝、C 肝，台灣每年因肝病過世的，大約有百分之七十是 B 肝引起的，有百分之二十是 C 肝引起。

B 型肝炎大部分是一代傳一代，帶有 B 型肝炎病毒的母

親在生產過程中，B 肝病毒經由胎盤或產道傳染給胎兒。過去還未有 B 型肝炎疫苗的時代，很多人因此垂直感染成為帶原者，到了二、三十歲可能變成慢性肝炎，三、四十歲可能變成肝硬化，四、五十歲可能變成肝癌。

B 型肝炎病毒是一個球狀的結構，表面有一層蛋白質，稱為表面抗原，感染到這個病毒之後，人體的免疫力產生抗體，叫做表面抗體，血液中有 B 型肝炎病毒的表面抗原存在，稱為 B 型肝炎帶原者。

台灣 B 型肝炎的帶原率大概是全世界的第一位，成年人約有百分之十五～二十，大約每五到六人就有一人是 B 型肝炎帶原者，所以國內約有二百多萬的 B 型肝炎帶原者。B 型肝炎帶原者發生肝癌的比率，大約是非帶原者的一百倍。

民國七十三年七月起，台灣是全世界第一個對新生兒實施注射 B 型肝炎疫苗的國家，針對 B 型肝炎帶原母親所生的嬰兒進行預防接種，民國七十五年七月起全面推動新生兒接種 B 型肝炎疫苗，在此之後出生的小朋友因打疫苗後，大部分都有 B 型肝炎抗體，可稱為「新台灣人」，帶原率只有百分之一點多。

打 B 型肝炎疫苗產生抗體，就不會因為 B 型肝炎引起肝

硬化、肝癌，但在民國七十五年之前出生的台灣人，約有五分之三的人是感染B肝之後自己產生抗體，也就是所謂的自然感染，這些人的血液裡雖然沒有病毒，但病毒仍潛藏在肝細胞的DNA內，仍有可能因為B型肝炎引起肝硬化、肝癌。

　　至於肝病的第二號殺手C型肝炎，也證實與肝硬化、肝癌有關，台灣約有百分之二～六的人感染到C型肝炎，也就是約有四十～六十萬的C型肝炎患者。

　　以往，B、C型肝炎沒有好的藥物，但近幾年來，B型肝炎的治療已有很大的進展，口服抗病毒藥物可以將B型肝炎病毒的活性降低，減少肝細胞的發炎，以避免由慢性肝炎進入肝硬化的階段，只是目前這些藥物很難將病毒完全消滅。

　　至於C型肝炎的治療，過去幾十年來以注射干擾素及口服雷巴威林，有百分之五十～九十可以治療成功，只是有不少病患因為害怕干擾素的副作用，或因種種因素不適合以干擾素治療，而錯失治療時機。所幸，二○一四年全新的口服抗病毒藥物問世，改寫了C型肝炎治療的歷史，幾乎沒有什麼副作用，有九成五以上的機會可以根治C型肝炎，且自二○一九年起全面開放健保給付，實為C肝病人的福音。

　　想知道肝好不好，絕對不能憑感覺，一定要抽血檢驗，

並做完整的檢查，抽血檢查除了驗肝功能以外，還要驗 B 肝、
C 肝及胎兒蛋白，並且要找肝膽腸胃專科醫師做腹部超音波，
這五項都正常才能說肝是好的，有 B 肝、C 肝的人，每半年
一定要定期追蹤檢查。

　　此外，要特別注意的是，沒有 B 肝、C 肝，不代表肝癌
不會找上你。假如有 B 肝抗體，但此抗體不是打疫苗產生，
而是自己產生的，幾乎以前都是 B 肝帶原者，只是後來自己
產生抗體，把病毒消滅了。儘管肝臟已被病毒侵襲過，血液
裡面沒有病毒，但肝臟裡面卻還有病毒，而且基本上肝臟都
已經發生質變，可能有了慢性肝炎或肝硬化，未來發生肝癌
的風險仍然存在，因此，這些「舊台灣人」千萬記得至少每
年做一次超音波檢查。

做頭七——
天生好肝只有一個

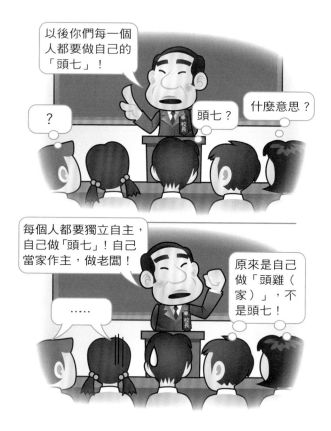

校長喊話：「以後你們每一個人都要做自己的『頭七』！」

「頭七!?」大家一片茫然，頭七哪是自己做的，而且也都還年輕，難道校長的頭腦秀逗了？

校長：「每個人都要獨立自主，自己做『頭七』！自己當家作主，做老闆！」

原來是自己做「頭雞（家）」，不是頭七！

　　人之肉體，打從娘胎呱呱墜地，除了少數先天膽道閉鎖等罕見疾病之外，每個人都有一副好心「肝」。如果好好使用，這個肝用個一百二十年是沒有問題的，但如果母親有B型肝炎，生產時新生兒就容易由母體垂直感染得到B型肝炎，種下日後演變成慢性肝炎、肝硬化、肝癌的肝苦路。

　　這種出生就感染B肝的悲劇經驗，終於因民國七十五年台灣全面對新生兒注射B型肝炎疫苗而大為減少，除了少數母親血液B肝病毒量多的新生兒不幸仍被感染之外，民國七十五年以後出生的「新台灣人」，都能倖免於B肝的威脅。

　　成年之後，現代的文明病，其一是酒精性肝病。「喝酒傷肝，不喝酒傷心！」酒精本身是穿腸毒藥，喝下的酒精都要經肝臟解毒；但量太多，肝臟無法處理，引起酒精性肝炎，再演變為肝硬化，國內原住民平均餘命較本地人少十歲的主

因，即是酒精所害。

　　除了 B、C 型肝炎和酒精性肝炎外，藥物傷肝也是國人常見的肝臟殺手。「有病治病，無病強身」的觀念，讓國人喜愛吃藥，事實上卻是當了實驗的小白鼠。尤其藥物引起的猛爆性肝炎，在國內以來路不明的中草藥或健康食品居多，不可不慎。

　　每個人生命都只有一次，天生好肝也只有一個，了解如何保肝、顧肝，做自己「肝臟」的「頭雞（家）」，才能擁有彩色人生。

誰最有用？──
各種肝炎特性

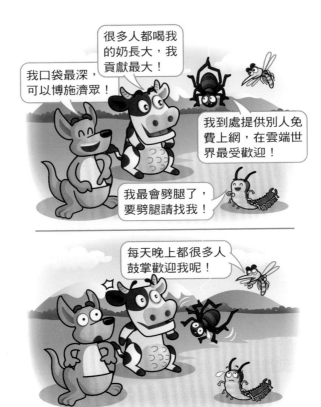

幾個動物聚在一起比誰最有用。

袋鼠首先發言：「我口袋最深，可以博施濟眾！」

母牛發言了：「很多人都喝我的奶長大，我貢獻最大！」

蜈蚣說：「我最會劈腿了，要劈腿請找我！」

蜘蛛也發言了：「我到處提供別人免費上網，在雲端世界最受歡迎！」

蚊子也發言了：「每天晚上都有很多人鼓掌歡迎我呢！」

　　每種動物都有牠的功能，同樣的，每種病也都有它的特點。例如，不同的肝炎病毒有不同的特質。

　　經過口腔傳染的有 A 型及 E 型肝炎病毒，例如吃到遭 A 型或 E 型肝炎病毒汙染的食物，病毒在胃腸及肝臟繁殖，並由糞便排出來，家人及同事就很容易受到感染。大部分感染 A 型肝炎的人會痊癒，但也有千分之一的機會會引起猛爆性肝炎。

　　同樣的，因身體皮膚接觸到汙染的有 B 肝或 C 肝的血液，例如牙科器材消毒不完全，或刺青器材針頭消毒不完全，病毒就很容易經由皮膚的傷口進入人體血液及肝臟中，久而久之，引起慢性肝炎、肝硬化或肝癌。因此，了解病毒的特性與了解動物的特性，都有異曲同工之處。

　　A、E 型肝炎一般不會演變成慢性肝炎，E 型肝炎在國內沒有大流行過，也沒有疫苗，主要是出國旅遊從疫區感染而得，預防措施是注意飲食、個人和環境衛生。如果沒有 A 型肝炎抗體，可以施打疫苗以預防感染。

　　B 肝現有疫苗，而 B、C 肝皆有藥物可以治療，以免進行到肝硬化、肝癌。另外，肝癌也可以藉由定期做完整的肝臟檢查，早期發現、及早治療。這些肝病常識，國人必須念茲在茲。

血緣關係──蚊子叮，會傳染 B、C 肝嗎？

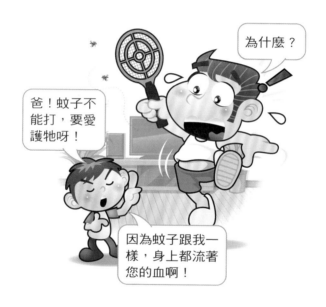

蚊子多，老爸拿起蚊拍打蚊子。

小明：「爸！蚊子不能打，要愛護牠呀！」

老爸：「為什麼?!」

小明：「蚊子跟我一樣，身上都流著您的血啊！」

　　蚊子會叮人，吸人血，傳播瘧疾、登革熱。那蚊子叮一個B、C肝病人後再叮另一個人，會不會把B、C肝傳給另一人？

　　這個問題，不僅民眾常問，許多學者也感興趣，但有不少學者做過研究發現，在夏天蚊子多的地區，急性B型肝炎的病例並沒有增加。此外，C型肝炎病毒在蚊子體內好像也不能繁殖，一個原因可能是蚊子吸進去的血太少，另一個原因可能是蚊子的唾液內有消化酶會把病毒消化掉。

　　事實上，在動物界，只有與人類最接近的猩猩才能感染B、C肝；在人類，人與人密切接觸互相有傷口，就容易由對方感染B、C肝，前一陣子，桃園某診所曾發生C肝群聚感染事件，可能是透過共用針具、針頭或藥品，而發生人與人之間的傳染。

　　在全世界，尤其在台灣，B、C肝是讓中年人致命的最常見病因，發生症狀時再來求醫，大多來不及，因為肝臟內沒有痛覺神經，等到感覺腹脹、腹痛、黃疸或體重減輕才求醫，為時已晚。因此，避免感染B、C肝，是防止肝硬化、肝癌的最重要法則。

　　事實上，幾千年前孔子就說過：「身體髮膚，受之父母，不敢毀傷，孝之始也！」古人又說：「體無完膚。」在在顯

示古人的智慧，身體皮膚黏膜是造物者給我們最安全的防護網，不可以隨便有傷口，否則就容易感染 B、C 肝，將來就不容易有彩色的人生。

外出報備——
肝病不是遺傳

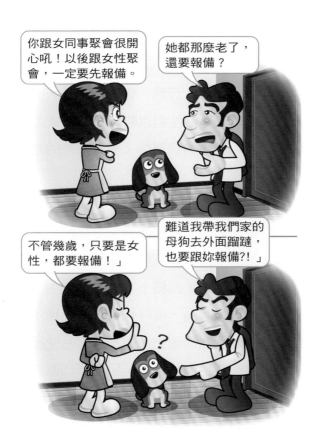

老公很帥，老婆沒安全感。

有一次老公與女同事聚會完回家後，老婆大怒：「以後跟女性聚會，一定要先報備。」

「她都那麼老了，還要報備？」

「不管幾歲，只要是女性，都要報備！」

「難道我帶我們家的母狗去外面蹓躂，也要跟妳報備?!」

　　吃醋是人的天性，男女皆然，但程度不一，因人而異，可能與先天基因有關，男女性別也略有不同，眾人皆知。

　　在疾病上，每個人生的病與先天遺傳而來的基因也有關係。

　　例如最常見的成人病之一——糖尿病，就與遺傳有很大的關係；第一型糖尿病因先天胰臟無法分泌胰島素，一輩子要注射胰島素。第二型又稱後天型糖尿病，胰島素不缺，但細胞對胰島素敏感度不足，血糖不易進入細胞內，因此血液中糖分過高。血中糖分過高，就好比東西泡在糖水，容易生鏽，心臟血管、腦血管容易硬化、視網膜容易受損、腎臟容易變壞，其禍可大矣！目前藥物只能協助降低血糖，但無法斷根，運動減重可以幫助細胞恢復對胰島素的敏感性。

　　至於肝病，只有少許是與先天遺傳有關，例如銅離子代

謝異常引起的威爾森氏症，容易有肝硬化。國人常見的 B 型肝炎，是母親生產時病毒經由胎盤產道傳給新生兒，醫學上稱為垂直感染，不是遺傳，但由於人口眾多，每年有一萬多人因各種肝病而往生，對國人健康危害不亞於糖尿病，不可不慎。

5-5

有金子，沒精子——
病毒雖衰，肝已壞

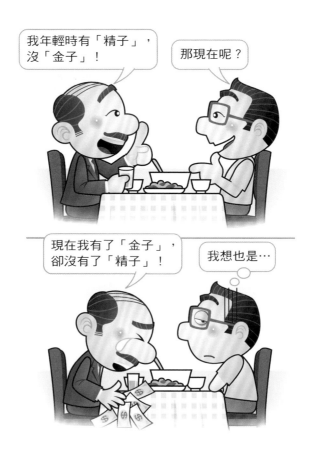

老友事業成功，人人稱羨，想不到老是感嘆：

「我年輕時有『精子』，沒『金子』！」

「現在我有了『金子』，卻沒有了『精子』！」

　　說得有理。年輕時為了事業，常常忘了保養身體的重要性，等到老了事業有成，財源滾滾，卻發現身體壞了，要用更多金錢去買健康。

　　事實上，人老了不僅體力會衰退，精子也會變少，並且失去活性。同樣的，國人肝病的主凶——B 型肝炎病毒，潛伏在人體內，也會出現「人之將老，病毒也衰」的情形。

　　在民國七十五年以前出生的台灣人，那時沒有 B 型肝炎疫苗，因此，許多新生兒就從母親那邊垂直感染了 B 型肝炎。由於青春期之前，人體免疫系統未成熟，B 型肝炎病毒與人和平共處，因此，肝指數正常，但病毒量可能很高，過了青春期、免疫系統成熟，免疫細胞攻擊肝細胞，肝指數升高，甚至發生猛爆性肝炎；到了五、六十歲，人老了，病毒繁殖力越來越低，病毒量也越來越減少，約有百分之一～三的病人，表面抗原甚至消失並產生抗體。但在此時，由於肝臟長期發炎壞死，有不少病友形成慢性肝炎、肝硬化，甚至演變為肝癌。

　　B肝帶原者何時會發病長肝癌不可預測，通常在中年四十歲開始是一個高峰，六、七十歲是另一高峰，甚至有人到了九十多歲才長肝癌，而其中最容易疏忽的一群，是那些自以為身強體健、「人生七十才開始」，不檢查身體的人，他們因缺乏正確的保肝知識，以至於常到了肝癌末期、出現症狀，家人才趕緊帶去求醫，這才發現為時已晚。

　　因此，在「有金子、沒有精子」的中老年期，除了感嘆物是人非之外，最重要的，要好好寶貝你的肝，養成定期追蹤檢查的習慣，才能擁有彩色的人生。

作弊——
肝炎病毒造成肝癌

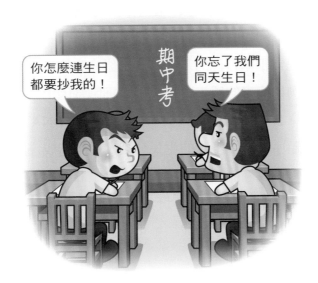

考試時，甲生偷看乙生試卷。

乙生：「你怎麼連生日都要抄我的！」

甲生：「你忘了我們同天生日！」

人體中細胞每天分裂近兩萬億次，而且分裂的細胞通常都有相同的染色體和基因，因此，小孩會與父親同臉孔、兄弟長相相同，這是細胞分裂很重要的一環。細胞靠著許多機制以免複製錯誤，這些機制包含校正系統、修補系統等，就像抄寫一樣，但再精密的系統也會出錯，因此，會有先天性疾病出現，例如唐氏症小孩。出生後，某些癌症也由基因複製錯誤而來，例如某些白血球癌症、大腸癌等。

除了正常細胞自己的基因複製出錯產生的癌症外，外來的因素，例如病毒的感染，也會引起細胞基因出錯。例如感染到 B 肝，B 肝病毒會嵌入人體肝細胞核的 DNA 中，破壞正常基因順序、影響細胞的生長分裂，甚至造成癌細胞不斷分裂生長、形成癌症。此外，肝臟中除了肝細胞本身外，肝臟內的其他細胞也會受到 B 肝病毒的影響，而引起種種變化，例如纖維組織增生形成纖維化、甚至肝硬化，最後長出肝癌來。

不少 B 肝或 C 肝病人肝臟長了腫瘤，切除之後肝臟其他部位又長了腫瘤出來，其原因都是肝臟組織已發生了「質變」，就好比土地會長草，即使草被拔除了，其他土地仍然會長出草來一樣。

C 肝現有口服新藥可消滅病毒，B 肝也有抗病毒藥物可

抑制病毒複製生長，即便如此，治療之後仍然有機會長出
肝癌。因此，保肝之道首要遠離 B、C 肝，才能避免你的心
「肝」寶貝長出壞東西來。

帶孝上班——
B 肝疫苗阻絕感染

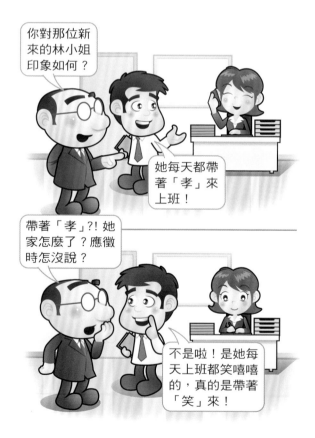

王小姐新來上班，老闆問同仁對她的印象。

「她每天都帶著『孝』來上班！」

「帶著『孝』?! 她家怎麼了？應徵時怎沒說？」

「不是啦！是她每天上班都笑嘻嘻的，真的是帶著『笑』來！」

原來此「孝」非彼「笑」！

　　一字之差，差之毫釐，失之千里。不僅文字一字之差有那麼大的後果，用之於民國七十三年前後出生的新生兒，可能就只有一年之差而影響了生命。

　　因為肝癌去世的藝人安鈞燦就是個例子。他是民國七十二年出生，可能由上一代垂直感染得到 B 型肝炎、成為帶原者。就像大部分的 B 肝帶原者一樣，感染 B 肝通常沒有感覺，在長大成年過程中也和一般小孩一樣，沒有任何症狀，而且年輕人也不會注意要檢查身體，直到症狀出現、感覺疲倦求診，才發現肝臟長腫瘤，不到幾個月就往生。事實上，假如他晚生一年，民國七十三年才出生，就有機會接種 B 型肝炎疫苗，大概就不會垂直感染得到 B 型肝炎，也就不會演變成肝癌。

　　人天生會學習，人體的淋巴球就有這個功能，例如打了 B 型肝炎疫苗，人體會產生抗體，以後碰到 B 型肝炎病毒就

不怕了。B肝病毒危害全世界二、三億人口，每年有數千萬人因肝硬化、肝癌而往生。民國七十年代，B型肝炎疫苗問世，最初由B肝血液純化B型肝炎病毒表面抗體，但因有血液汙染的疑慮，幾年之後，利用遺傳工程技術，製造的B肝疫苗就沒有這種顧慮。

民國七十三年台灣是全世界第一個對B肝帶原母親所生的新生兒注射B型肝炎疫苗的國家，民國七十五年全面對新生兒注射B型肝炎疫苗，因此，民國七十五年以後出生的青少年，我們稱之為「新台灣人」，他們血液內幾乎都有B型肝炎抗體，不怕被B型肝炎病毒感染，他們的帶原率只有百分之一點多；但民國七十三年以前出生的，就是「舊台灣人」，B型肝炎帶原率為百分之十五左右，高達兩百多萬人，是發展為肝硬化、肝癌的高危險群，必須密切定期追蹤診斷、以防萬一。

至於目前三十歲以下的新台灣人，仍有少數為B肝帶原者。未能產生B肝抗體主因，可能是母親B型肝炎病毒量太多，即使注射B肝疫苗仍無法保護而感染B肝病毒，這些青少年朋友就要更小心，好好找專科醫師診治。

因此，一字之差，與一年之差，看似差不多，但背後的意義還真的不能不多想想啊！

棉被便宜賣——
感染 B 肝有抗體，
仍會得肝癌

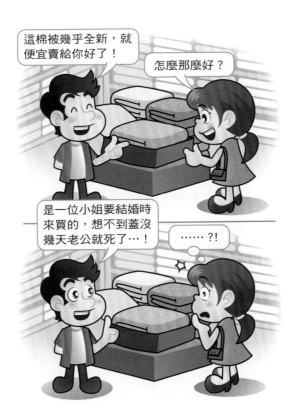

老闆：「這棉被幾乎全新，就便宜賣給你好了！」

王小姐：「怎麼那麼好？」

老闆：「是一位小姐要結婚時來買的，想不到蓋沒幾天老公就死了⋯⋯！」

通常情況下，王小姐是不會買這條棉被的，因為再怎麼便宜，心裡的疙瘩仍然存在。

　　這種情形，就像台灣大多數感染過 B 肝的成年人。在全國一千多萬的成年人中，只有百分之十左右的人，未感染過 B 肝病毒——亦即血液中沒有 B 肝帶原，也沒有任何一種 B 肝抗體。其他百分之九十的成年人中，大部分人都曾感染過 B 型肝炎，其中約有百分十五左右的人，B 肝病毒一直停留在血液中成為 B 肝帶原者。其餘百分之七十五左右的成年人都有 B 型肝炎的抗體，可能是表面抗體，可能是核心抗體，或二者皆有，用俗語來說——好像好了，但其實不是真的好了，只是血液中沒有 B 肝病毒而已。

　　這些人的肝就像用過幾天的「新」棉被一樣，看起來幾乎全新，驗起來血液中可能無 B 肝病毒，肝功能也可能正常，但事實上，他們肝臟中仍有 B 肝病毒存在，或者肝臟已經因之前的 B 肝病毒感染，有了纖維化或已經有了肝硬化。

因此，長出肝癌的機率仍然比一般未曾感染 B 肝的人高出許多。

　　別人用過的棉被即使再新，但一旦買回來用，心裡的疙瘩可能永遠存在，不易消失。而感染過 B 肝有了抗體的民眾，同樣的也要心存警惕，記住自己仍然是肝癌的危險群，至少每一年要做一次腹部超音波及抽血驗胎兒蛋白，以免肝癌上身而不自覺，要是等到肝癌末期症狀出現才去求醫，就太晚了。

帶小三登山——
B 肝抗病毒藥物的由來

老公要去爬山。

老婆在老公行李中發現了「藍色小丸子」，很生氣。

「爬山還帶什麼威而鋼去，難道……？」

老公苦著臉辯解：「這妳就不懂了，威而鋼可以預防高山症呢！」

老婆才釋懷。

想不到幾天後，親友傳來消息。

「聽說妳老公在山上高山症很嚴重耶！」

原來老公帶著小三爬山，還沒上山，威而鋼就吃光了。

有些藥有意想不到的用途，像威而鋼在當初研究時，本來是作為心血管擴張劑，想不到在做臨床實驗時，計畫結束了，有病人卻不願意將剩下的藥繳回，原來有不少試用者吃完藥發現雄風大振。後來藥廠進一步研究發現，它可將男性那話兒的血管擴張、達到勃起作用，因此，藥廠改變策略，推出有史以來第一個經臨床試驗證實可治療勃起障礙的藥物「偉哥」。

同樣的，治療 B 型肝炎的第一種特效藥——干安能，當初也被意外發現。這藥原是用來治療愛滋病，想不到部分愛滋病合併 B 型肝炎帶原的患者服藥後，肝指數竟回復正常。

　　進一步研究發現，該藥也有抑制 B 型肝炎病毒繁殖的效果，因此，干安能就成為人類有史以來第一個可有效治療 B 型肝炎的藥物。

　　不過，經過多年臨床使用發現，干安能容易產生抗藥性，且停藥後有不少病友的 B 型肝炎病毒還會反彈，甚至有患者發生猛爆性肝炎而致命。

　　可喜的是，不久後就有第二代、第三代的抗 B 肝病毒藥物被開發出來，例如貝樂克及惠立妥，抗藥性大幅降低，使用起來更安全，只是停藥後仍有不少病友會再復發。

　　但對大部分 B 肝病友而言，這些藥就像降血壓或降血糖的藥一樣，有吃有效、沒吃又會回到原點，無法完全根治，患者須持續服用、不可隨便停藥，這是最大缺點。

5-10

坐「愛」，還是靠窗？——
B 肝用藥的智慧

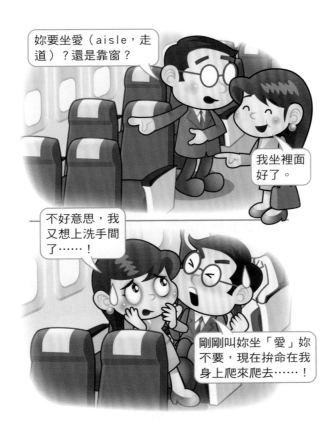

男老師帶女助理出國開會。

老師問助理：「妳要坐愛（aisle，走道）？還是靠窗？」

助理：「我坐裡面好了。」

飛行途中，助理一直起來上洗手間。

老師：「剛剛叫妳坐『愛』，妳不要，現在拚命在我身上爬來爬去！」

一字拼音之差，失之毫釐，差之千里。

　　醫學上，這種事情屢見不鮮。例如癌症成因，通常是由多種基因變化而來，但也有少數癌症只因某個基因的遺傳密碼發生改變，就形成癌症。在用藥方面也是如此，以 B 型肝炎的治療藥物為例，近十多年來 B 型肝炎終於有了特效藥，也就是可以抑制 B 肝病毒的繁殖，從而控制發炎，讓肝發炎指數恢復正常，第一個臨床上證實有效的 B 肝抗病毒藥物是干安能。由於全世界 B 肝人口高達好幾億，一直沒有特效藥可用，此藥一上市，許多病人及醫師引頸期盼，視為 B 肝的救星。

　　在醫學上，構成生物的基本密碼是 DNA，由四個核苷酸 ACTG 不同的排列組成，三個核苷酸合成一個氨基酸，因此，如果有一個遺傳密碼改變，形成的氨基酸也會跟著改

變，組合而成的蛋白質也會因此而有不同，在細胞可能引發癌症的發生，在病毒病原菌就會形成突變種，因而產生抗藥性。

　　例如在乳癌、肺癌的藥物治療上，有些藥物治療本來有效，後來產生抗藥性，失去療效，就是因為癌症細胞發生突變之故。以 B 型肝炎的抗病毒藥物為例，第一代的抗 B 肝特效藥干安能，本來是治療愛滋病的藥，後來發現可以抑制 B 肝病毒繁殖，療效很快、很好，常可見治療前每 C.C. 血中千萬隻的 B 肝病毒，使用干安能後不到一個月，病毒像石頭從天空掉下來一樣，剩下不到幾千隻、幾百隻。這是一個很大的突破，可以說是全世界 B 肝病人之福，可是隨著此藥物的普遍使用，其缺點也逐漸浮現。

　　干安能固然可以很快抑制 B 型肝炎的繁殖複製，讓肝指數快速降低，可惜很容易產生抗藥性，甚至引發猛爆性肝炎。突變點通常只有一個核苷酸改變，但形成的蛋白不同，對藥物自然產生抗藥性。因此，本來服用干安能後肝指數恢復正常、病毒量也很低，但過一段時間後肝指數及病毒量又升高起來。另一個最嚴重的缺點是停藥之後很容易復發，甚至反彈，反彈的力道可能很大，甚至引發猛爆性肝炎而致命的案例時有所聞。

　　所幸在干安能之後，陸續有幾種抗藥性少很多的藥物被研究出來，例如干適能、貝樂克及惠立妥、韋立得等。然而，雖然抗藥性低了許多，但一個共同的缺點是，體內病毒不容易完全消滅，通常會剩小貓兩、三隻，但等到停一陣子不用藥，又會反彈，所幸反彈的比例及力道不像干安能那麼厲害。因此，目前第一代的抗病毒藥物使用比例已越來越少。

　　但儘管第二代、第三代新藥物有進步，但對大部分病人而言，病毒不易完全清除，停藥後復發的機率也不少。然而，不論如何，B肝抗病毒藥的發明總是B肝病友的一大福音，因為服用之後可以大幅降低演變為慢性肝炎及肝硬化的機率，減少將來發生肝癌的風險。因此，凡我B肝民眾，應找專業的肝膽科醫師，好好評估使用抗病毒藥物的必要性，以求得好肝、好平安。

　　所以，不僅飛機上坐不坐「愛」要有智慧，看病吃藥也要有智慧，才能愛肝、保肝，永保健康。

變髮圖強──
肝炎藥物不斷更新

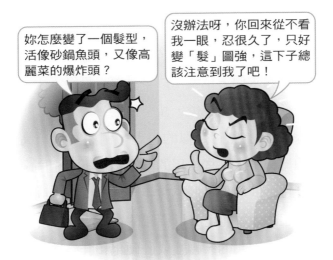

下班回到家，突然發現，老婆換了一個新髮型，差點認不出來，
「妳怎麼變了一個髮型，活像砂鍋魚頭，又像高麗菜的爆炸頭？」
「沒辦法，你回來從不會看我一眼，忍很久了，只好變『髮』圖
強，這下子總該注意到我了吧！」
好個「變『髮』圖強」典範。

　　變法圖強是生物生存本能，人碰到絕路就會想辦法去突破現況。同理可證，當人生病的時候，如果沒有好的治療方式，就會尋求偏方草藥來突破，古代秦始皇求長生不老仙藥就是如此。

　　肝炎治療藥物亦是如此，一、二十年前，B、C型肝炎沒特效藥，不少病人感染肝炎慢慢演變為肝硬化，最後變成肝癌，許多病友在飽受肝病之苦，又苦無藥物可醫，只好退而求其次，到處求偏方草藥，以身試藥，最後不少人反而引起藥物性肝炎或猛爆性肝炎，甚至往生。

　　在用藥治療上也有類似的道理，例如同樣是高血壓，每人發生的機轉不太一樣，用的藥當然也不太相同。又如肝病，同樣是慢性肝發炎，肝指數不正常，就有不同原因，可能是喝酒引起的，可能是B肝引起的，可能是C肝引起的，也有可能是藥物引起的，轉變成肝硬化和肝癌亦有以上不同原因。因此，要預防肝硬化、肝癌，就要針對各種不同原因加以防範。

　　近十多年來，B、C型肝炎已有特效藥問世。在B型肝炎方面，抗病毒藥物可以抑制B肝病毒的繁殖與複製，避免引起慢性肝炎轉變為肝硬化或肝癌。可惜對大多數病友而言，目前的藥物大多像高血壓藥一樣，有吃，肝指數下降，

病毒也會受到抑制；但不吃，病毒又活躍起來，肝指數也跟著飆高。不能讓體內病毒完全消失，是目前 B 肝治療藥物最大缺點。

過去幾十年來，治療 C 型肝炎要打干擾素及口服雷巴威林，但干擾素副作用太大，許多病友視為畏途，最近幾年新研發的全口服抗病毒藥，幾乎沒有什麼副作用，而且療效高達百分之九十五以上。

幾十年前肝病沒有藥可醫，來看診的病人，如果是肝硬化末期就是一副眼睛黃、肚子大，像青蛙肚一樣。如果是併發肝癌的，就是面黃肌瘦、皮膚黃、眼睛黃，到了這種地步通常藥石罔效了，存活期往往剩下不到三個月。

近年來，肝病醫學進步神速，B、C 肝有各種特效藥，肝癌可以早期發現，肝硬化太嚴重可以換肝，得了肝癌也有各種方法可以治療。

然而，不管如何，只要建立正確保肝知識，知道肝病原因及早防治，就能避免走入晚期肝病才求醫，未來人生才有可能是彩色的。

5-12

直腸斷了——
治療 B 肝，停藥風險高

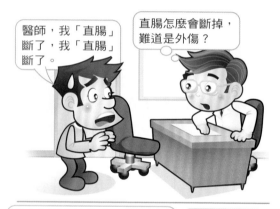

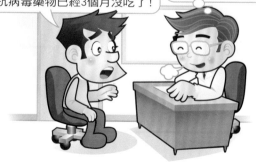

「醫師，我『直腸』斷了，我『直腸』斷了。」

我嚇了一跳，直腸怎麼會斷掉，難道是外傷？可是我看對方站著好好的。

「醫師，我去年開刀後辭職，就找不到工作！經濟困難，你叫我吃的抗病毒藥物已經三個月沒吃了！」

　　原來是職場斷了，沒工作，蠻辛苦的，每個月五、六千元的自費抗病毒藥付不起，真辛苦。

　　台灣許多肝苦人，從小罹患 B 型肝炎，沒有感覺，以前也沒有特效藥，因此，慢慢由 B 型肝炎進入慢性肝炎，再由慢性肝炎進入肝硬化，最後進入肝癌。

　　這位先生才四十歲不到，因肝癌已經開過兩次刀，也丟了工作。三年前因肝指數高、病毒指數也高，開始服用 B 肝抗病毒藥物，肝指數降為正常標準。可是三個月前由於經濟因素，把抗 B 肝病毒藥物給停了。

　　事實上，對大多數的 B 肝病友而言，B 肝抗病毒藥物就像高血壓或糖尿病藥物一樣，有吃血壓會下降，血糖會正常，但停藥後又會回復原狀。然而，B 肝抗病毒藥隨便停藥，有一個更大的風險就是有時病毒會反彈，病毒量增加，肝指數增加，甚至引發猛爆性肝炎。

　　在台灣，每年都有數名因停藥後引起猛爆性肝炎而喪命的病例。其中有大部分的病人是曾經兩度使用健保給付的抗病毒藥，停藥後復發的案例，因為以前健保規定只支付兩個療程，每個療程又最多只限三年。三年一到，許多經濟不佳的病友只好停藥碰運氣了。還好目前健保終於放寬規定、可以無限次使用，總算為「職場斷了」等經濟欠佳的 B 肝民眾帶來一些福音。

一山比一山高——
C肝全口服新藥時代

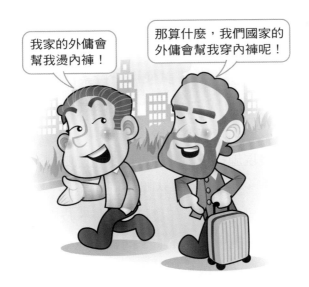

國外朋友到台灣。

台灣人：「我家的外傭會幫我燙內褲！」

老外：「那算什麼，我們國家的外傭會幫我穿內褲呢！」

啊！真是一山比一山高，越來越進步！

這種情形很像是醫療上的進展，常會令人驚嘆，也為病人造福。

C 型肝炎是除了 B 型肝炎之外，引起肝硬化、肝癌的最大殺手，在二十多年前，感染了 C 型肝炎不僅無法治療，也無法檢測，因為找不到這種體積極小的病毒。民國七十八年美國一家公司才把它找出來並且定名為 C 型肝炎，但無法治療。

十多年前醫界開始嘗試使用干擾素治療，只有百分之二十五左右治療會成功，但副作用很大，而且每週要打三劑，之後再發展出長效型干擾素，每週打一劑即可。大約十年前，醫界發現施打干擾素加上口服雷巴威林，治癒效果可達百分之五十～九十，視基因型不同而異。

但干擾素副作用大，如發燒、疲倦、皮膚癢、失眠、憂鬱等，雷巴威林則會引起貧血。同樣這些藥物，有些人打個幾劑干擾素就痛苦得很，甚至到痛不欲生的地步，也有人服用雷巴威林之後，血紅素快速降低、嚴重貧血，因此，有不少病人無法完成整個療程。但是相反的，也有少數人打了干擾素之後、副作用很少，頂多有點輕微發燒；也有人服用雷巴威林，不太有貧血的副作用，這些個人差異與個人體質有關。

　　這幾年來，口服 C 肝新藥的開發，使 C 型肝炎的治療進入了全新境界，這些新藥幾乎沒有什麼嚴重的副作用，一般人都能順利接受完整的治療，百分之九十五以上的病友，血液中的 C 肝病毒也通常在不到一個月的時間內就消滅殆盡，因此，對國內高達四十～六十萬的 C 肝人口而言，可說是個好消息。此外，自二〇一九年起，健保全面開放給 C 肝病友免費使用 C 肝新藥，更是一大福音。

　　儘管 C 肝治療成功，可以減少肝臟硬化、減少罹患肝癌的機率，但發生肝癌的風險仍然存在，因此，患者仍需定期追蹤檢查。

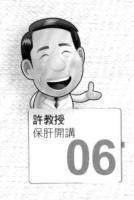

許教授
保肝開講

06

體力好，
不代表有好肝

廣播名人、前 ICRT 主持人大衛王（David Wang）在二
○○四年因肝癌辭世，年僅三十九歲就英年早逝。

多年前，大衛王曾擔任肝病防治學術基金會的義工，
那時曾幫他做過全套的肝臟檢查，包括驗 B 型肝炎、C 型肝
炎、肝功能 GOT 及 GPT、胎兒蛋白，以及做腹部超音波檢
查，只有一項不正常──是 B 型肝炎帶原者，肝指數正常，
超音波檢查也正常，以前我們稱為健康帶原者，現在稱為不
活動型帶原者。B 肝帶原者將來發生肝癌的機率比一般人大
一百五十倍。

但在此之後，他因為太忙而疏忽定期檢查，每天主持節
目、演講、出書，又生了一個寶寶，他每天跑三千公尺，體
格好、體力好，沒有出現任何症狀。很多人都認為，體力好，
代表肝好，事實上並非如此，這只是代表有一顆好心。就像

很多人有體力打高爾夫球，自以為身體好、沒有 B、C 肝，實際上，有高爾夫球桿，不代表沒有 B、C 肝，能一桿進洞也不代表沒有肝硬化或肝癌。

　　大衛王在十年間沒有追蹤檢查，直到二〇〇三年，因為頻尿症狀而就醫檢查，做腹部超音波檢查時，竟發現右邊肝臟長了一顆十二公分的肝癌，開刀切除。半年後，轉移至肺部，再過半年因頭痛厲害，發現已轉移到腦部，之後肝癌復發破裂出血，隔天就過世了。

　　台灣每天有三十幾個家庭因肝癌而破碎，這類令人遺憾的故事不斷重演，這是因為太多人誤以為體格好、體力好，肝就好，忽視了有 B 肝、C 肝就必須定期追蹤檢查。

不識好人心──
有 B 肝，不能只靠運動

那天，從醫院的電梯走出來，後面有一位女士一直叫：「醫生，醫生！」

我心裡想：「大概又是肝病病友要求診，這是今天第二位路上攔截的病友了！」

「醫生，醫生！」她跑上來，在我耳邊輕聲細語：「你下面的拉鏈鬆了！」

　　唉！真是「狗咬呂洞賓，不識好人心」，許多時候常常自以為是，而失去了客觀性，這種心態，在日常生活可能會得罪了人，但發生在健康上，可能就要付出很大的代價。

　　話說有一位朋友，四十多歲，平常身強體健，有 B 肝，但不定期追蹤，只有偶爾公司體檢才會去抽個血，肝指數也都正常，因此一直自我感覺良好，常告訴朋友：「像我常常運動，即使有 B 肝，可是每年公司體檢抽血都正常，不像有些 B 肝朋友也不運動，搞到後來……」

　　有一天，店裡打烊關鐵門，用力之下，突然右上腹部一陣劇痛，起初以為是肌肉拉傷，想不到腹痛難忍，倒在地上爬不起來，家人見狀趕快送到醫院急診，結果血紅素只剩八，超音波、電腦斷層一照，右邊長了一個六公分大的肝腫瘤，而且破掉了內出血，而引起休克。肝癌破裂出血，血液

流到腹腔內了，刺激腹膜，所以會腹部疼痛不已。

　　另一位病友王先生，才五十歲，身強體健，每天運動跑三千公尺，不但體格好，事業如日中天，家庭也很美滿。

　　三個月前有一天開始右肩痠痛，不以為意，過了一星期，還是沒好，去藥房買了止痛藥，稍為緩解，不久疼痛加劇，找了按摩師推拿一番，筋骨稍微放鬆，但仍然不舒服。他又就近找了一家骨科，照了 X 光，沒什麼大變化，就放心了。

　　過了兩個月，痠痛不止，去照了胸部 X 光，發現橫隔膜稍微上升，醫師建議去照腹部超音波，才發現右肝長了一顆十五公分大的肝腫瘤，診斷是肝癌。但因腫瘤太大了，不能開刀，讓王先生及家人陷入一片恐慌，不解怎麼會這樣。

　　這些病友因為觀念錯誤，以為有 B 肝，運動強身就足夠了，更以為抽血驗肝指數正常，肝臟就平安無事。事實上，肝臟內部沒有痛覺神經，所以長了肝癌，人通常不知不覺，會感覺痛時，要不是肝癌很大了，刺激肝表面的神經，就是肝癌破掉了，血液流到腹腔，才會引起疼痛。

　　這樣的例子屢見不鮮，體格好、體力好，只是代表心血管好，不代表肝臟好，肝好不好一定要靠檢查。因此，四十歲以上最好養成每一年做一次腹部超音波檢查，有 B、C 肝

的民眾，不能只靠運動或一年一次體檢的抽血來顧肝，一定
要每半年做一次完整的肝臟檢查，包括抽血驗胎兒蛋白、肝
指數 AST（GOT）、ALT（GPT），最重要的是每半年要做
一次腹部超音波檢查。

6-2

力不從心──
肝不好，七情六欲不振

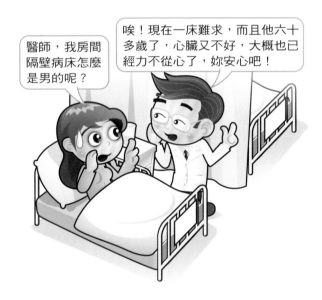

女病人：「醫師，我房間隔壁病床怎麼是男的呢？」

女病人住院後發現不對，跑去跟主治醫師抗議。

醫師：「唉！現在一床難求，而且他六十多歲了，心臟又不好，大概也已經力不從心了，妳安心吧！」

　　力不從心，有二個層面，一是指空有雄心大志，但能力和時間有限；二則是指體能方面，力氣和體力不足。第一個層面與身體不太有關係，但攸關體能的話就要小心了。

　　心臟不好，有冠狀動脈心臟病、高血壓未控制、心臟瓣膜出問題，運動時會氣喘如牛，美女老婆走在前都跟不上，這就是心有餘，而力不足。長期抽菸，肺氣腫，氧氣不足，高處不勝爬，自然也是力不從心。癌症末期，體力衰退，不管什麼癌，到了末期都一樣。感冒發燒，各種病毒細菌感染，病奄奄躺在床上，正是「侍兒扶起嬌無力」的寫照。

　　肝不好，例如猛爆性肝炎、硬化末期或肝癌末期，體力差，七情六欲都不振，不僅無力也無心，是常見的現象。

　　對肝臟而言，有了力不從心的現象，通常是肝臟已經傷很大，肝功能剩下不到正常的四分之一了。

　　尤其在台灣，二、三十年來，肝癌長期位居男性癌症死因的第一位，其中主因大都是出生感染到 B 肝或之後感染到 C 肝，但因不自覺，任肝臟形成慢性肝炎、肝硬化或肝癌，等到肝病末期變成「肝苦人」，此時不僅走路落在老婆後面，也讓小孩家人牽掛、最後送終。

　　因此，凡我愛肝同志，千萬不要等到力不從心，或心有餘力不足才來找醫師，平常就要定期做完整的肝臟檢查。

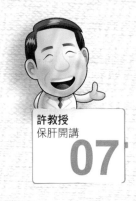

07 肝硬了會怎樣？

正常的肝臟，就像菜市場買回來的新鮮豬肝一樣，表面平滑，摸起來是柔軟的。假如肝硬掉了，摸起來就像石頭一樣硬邦邦的，表面像苦瓜一樣凹凸不平。

肝硬化會有許多併發症，包括食道靜脈瘤、腹水、肝昏迷、肝癌。

像傳統戲曲歌仔戲或布袋戲中，男、女主角演到傷心處會突然吐血倒地不起，以現代醫學來看，這是因為肝硬化起引的食道靜脈瘤破裂而致。

為什麼肝硬化會吐血？食物在胃及小腸消化吸收後，分解的養分會經由門靜脈送往肝臟處理，如果肝臟變硬了，門靜脈的血管壓力會增加，血流不順暢，血液就會繞道流到食道的靜脈，食道靜脈本來細細小小的，因為壓力變大了，血流又增加，就變粗，最後大到像氣球一樣，形成食道靜脈瘤，

當壓力逐漸增加，到達一定程度就破裂出血。

食道靜脈瘤一出血，就是五〇〇 C.C.、一〇〇〇 C.C. 之多，許多民眾沒做過肝臟檢查，早已肝硬化而不自知，通常是因吐血送醫，才知道原來肝早就硬化，並且很嚴重了。

肝硬化的人都腳腫、肚子大，肚臍眼也鼓起來，這就是腹水。人體的蛋白質大部分是肝臟製造的，如果肝不好，例如肝硬化末期或猛爆性肝炎，無法合成足夠的蛋白質，血液滲透壓就降低，血液中的水分就流到腳部、流到腹腔裡，造成腹水。

肝硬化末期，肝功能會越來越差，初期可能會情緒亢奮、嗜睡或日夜顛倒，甚至人格改變，漸漸地，肝臟無法維持正常生理機能，最後進入肝昏迷而往生。

不論是什麼原因引起的肝硬化，每年有百分之五會轉變為肝癌，肝硬化可說是肝癌的前兆。

7-1

老公有「殺」氣！——
腹水難收

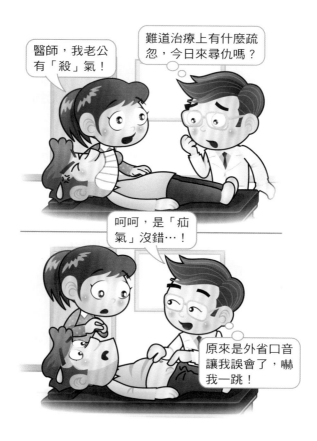

門診。

家屬：「醫師，我老公有『殺』氣！」

「殺氣!?」這年頭，醫不聊生，醫師實在自身難保！「難道治療上有什麼疏忽嗎？今日來尋仇！」

我叫病人躺下，掀開看對方的肚子，原來肚臍眼突出一大塊！

「是有疝氣，不是殺氣！」外省口音，誤會了。

　　原來病人有肝硬化，腹水嚴重，肚臍眼往外突出如肉包子，以前做過腹部手術，那裡的肚皮較薄弱，當腹水一多，壓力一大，腸子往外突，就形成了疝氣。

　　肝硬化嚴重，肝臟合成蛋白質的能力減低，血清中白蛋白減少，血液滲透壓減低，血液中的水分滲出到腹腔。另一方面，由胃腸回到肝臟的血管——門靜脈，由於肝臟變硬，門靜脈壓力變大，腸繫膜的血管壓力也增加，毛細血管中的水分也會滲透到腹腔、形成腹水。

　　肝硬化到了末期，腹水大增，很多病人大腹便便，像是懷孕晚期的產婦，每隔幾天就要抽腹水一次，解決之道、釜底抽薪的根本辦法是換肝。

　　許多熱愛瓶中物的朋友，到後來，也都是大腹便便，連肚臍眼都鼓起來，就大事不妙了，可能是長期喝酒引起酒精

性肝硬化，到了「腹」水難收的地步去求醫，才後悔莫及。

　　肝硬了，除了產生腹水，甚至有「疝氣」之外，肝功能越來越差、容易肝昏迷。此外，由於門靜脈壓力增加，食道的血管壓力升高、形成食道靜脈瘤，有一天會突然破裂大出血，嚴重者甚至休克死亡。

　　肝一旦硬化，每年有百分之五會長出肝癌，在長肝癌的過程中也都是不知不覺，若未定期檢查，常常是到了體重減輕或腹痛厲害，才來求診。心可硬，肝不可硬，因為「郎心如鐵」還可能冰釋，然而一旦「郎肝如鐵」就無藥可醫，只能走上換肝一途了。

　　此外，癌細胞擴散，也會引起腹水，例如胃癌、大腸癌或膽管癌末期，癌細胞在腹腔內擴散、刺激腹膜，引起水分淤積在腹腔內。此外，如果腹水加上輕微發燒現象，就要考慮是不是結核菌在腹腔內引起結核性腹膜炎。長期營養不良、腎臟病，蛋白質都由尿液排出去，肚子也會積水。

　　因此，肚子有水，一定要抽一點水出來化驗，以查明真相。雖然腹水只是大肚子的部分原因，腹腔長了腫瘤，尤其女性的卵巢囊腫有時會大肚子，卻誤以為只是胖。在台灣，男性肝臟長了腫瘤由肝臟往下或往外長，病人可以摸到腫塊，這時通常都為時已晚了，治療效果通常不好。

從沒清醒過——
肝病末期，意識不清

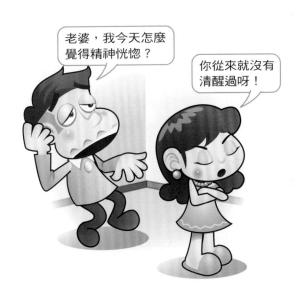

老公：「我今天怎麼覺得精神恍惚？」

老婆：「你從來就沒有清醒過！」

真是無自知之明，但老婆也未免太直白了。

　　人要神清氣爽、腦筋清楚，是有基本條件的。第一個，當然頭殼不能壞掉，例如有高血壓不控制，血壓飆高、腦血管破裂，造成腦中風、腦出血，輕則半身不遂、智力減退，重則致命往生；或者腦部長了腫瘤不自知，輕則人格改變、頭昏腦脹，重則影響心跳血壓，造成生命危險。

　　除了腦部之外，甲狀腺機能不足，人行動遲緩，反應變慢、怕冷、呆滯，也會讓老婆覺得變呆、變笨了。

　　慢性腎臟病、腎衰竭，毒性積在體內、貧血、人衰弱，皮膚癢、行動變慢，外表一看就知有慢性病。最重要的，肝不好到了末期，智力減退、人格改變，甚至語無倫次，重則昏迷不醒，是影響人意識不清的一個很重要原因，通常發生在猛爆性肝炎或肝硬化末期，或肝癌末期。

　　孔子說：「人焉廋哉！人焉廋哉！」望聞問切是醫生看病的第一步，但凡我同胞，也要對身邊人的健康好好察言觀色一下，是精神問題，還是肉身問題？若有疑問，要趕快帶去求醫才是上上策。

7-3

我很好睡──
日夜顛倒，肝昏迷前兆

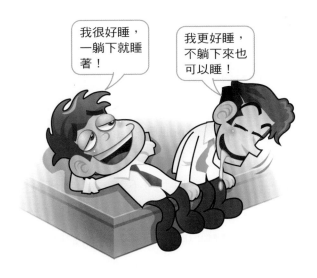

甲：「我很好睡，一躺下就睡著！」

乙：「我更好睡，不躺下來也可以睡！」

　　人需要睡眠，就好比手機需要充電一樣。睡眠不足容易精神恍惚，長期容易記憶力減退、失憶。年紀大的男性晚上睡不好的一個常見原因，是由於攝護腺肥大引起膀胱壓力增加，晚上要常常起來如廁，有些人可以再度入睡，有人則會因此輾轉不成眠。

　　成年人另一個影響睡眠品質的原因是睡眠呼吸中止症候群，肥胖、脖子短或頸部肌肉軟組織鬆弛，平躺時咽喉部呼吸道阻塞，輕者鼾聲如雷，重則睡覺時腦部未獲得充分氧氣，白天頻頻打瞌睡、精神不濟，長久之後，記憶力慢慢衰退，甚至引起心律不整、高血壓，甚至腦血管障礙。

　　至於肝不好，血中氨無法排泄，生理時鐘受到干擾，造成日夜顛倒，白天嗜睡、晚上睡不著，是為肝昏迷前兆。

　　古語說：「日出而作，日落而息。」用現代生理學也可以解釋，因為睡眠時雙眼閉著、沒有光的刺激，腦下垂體分泌的荷爾蒙減少，全身器官運作慢下來，讓組織細胞可以保養、休息，是身體保養很重要的一環。因此，午夜不息、熬夜工作，白天再來補眠，對個人健康長壽而言是有害而無益的。

PART 3

肝癌治療有道

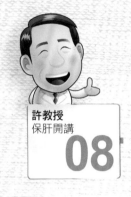

長肝癌，
沒感覺？

肝臟在哪裡？有人說：「男在左，女在右。」又有人說：「泛藍的在左邊，泛綠的在右邊，泛紫的擺中間。」當然，這都是玩笑話，不論男、女，肝臟都是在右邊肋骨後面。

「心」好不好？我們「捫心自問」會知道，至於「肝」好不好？能不能「摸肝自問」呢？

試著摸右邊肋骨後面，摸到肝臟了嗎？如果摸得到，可就麻煩了！這表示肝癌很大了，大到可以摸得到，已是肝癌末期，大多來不及了。

肝病最常見的症狀是什麼？就是「沒有症狀」！這就是最可怕之處。肝病早期、中期都不會有症狀，後期才可能出現黃疸、疲倦、食欲不振等症狀。

上帝創造人類時，忘記在肝臟裡放「警報系統」，所以，肝臟內部是沒有神經的，只有外面的包膜才有痛覺神經。

　　所以，當 B 型肝炎病毒、C 型肝炎病毒跑到肝臟裡面去了，並不會有感覺；肝硬掉了，不會有感覺；長了肝癌，通常在早期、中期，也沒有感覺。只有肝癌大到頂到肝表面包膜的神經，才會感到痛；或是肝癌不大，但剛好長在肝表面，刺激到表面神經，也會痛；或是肝癌破裂，血液跑到腹膜，才會感到痛。

　　很多病人很緊張跑到門診問：「醫生，我的肝在痛，幫我看一下。」實際上，大部分的狀況不是肝在痛，如果真的是肝在痛，那就很嚴重了。

　　所以，我們稱肝病是隱形殺手，除了因為肝臟內沒有痛覺神經之外，只要四分之一正常的肝臟還在，就能維持正常的生理機能，可以行動自如、精神很好，換句話說，如果感到精神萎靡，而且是因肝臟引起的，就表示肝臟已經壞掉四分之三以上。

　　造物者在設計人體肝臟時的缺失，讓很多人得了肝病而不自知，所以，肝好不好？有沒有長東西？不能像乳癌那樣自摸。「心」好不好，可以憑自己反省，肝可不能憑感覺，等到感覺不舒服的時候，找醫生也來不及了，唯有提高警覺，定期做完整的肝臟檢查，才是保肝之道。

痛心，沒藥醫——
肝臟內無痛覺神經

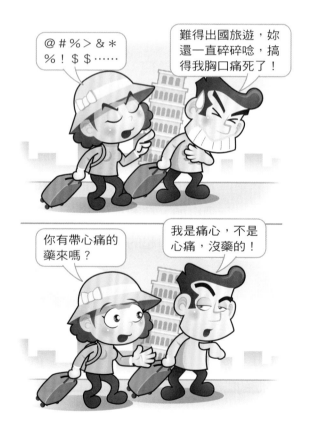

夫妻出國旅遊吵架。

老公突然胸痛起來，老婆忍住怒氣。

老婆：「你有帶心痛的藥來嗎？」

老公：「我是痛心，不是心痛，沒藥的！」

　　痛心是心理的，心痛是生理的。當痛心到極點，生理起反應可能引起血壓升高、氧氣需求量增加，導致心絞痛，就是心肌缺氧，引發心律不整，甚至心肌梗塞，造成猝死。

　　感受有不同的基本條件，是要有知覺，才有不同的反應，比起心臟來，肝臟生病就常常不知不覺了，這是因為肝臟內部沒有痛覺神經，只有肝臟外面的包膜才有痛覺神經，因此，肝臟感染 B 肝或 C 肝，或肝硬化了，或長了肝腫瘤，通常都不會有感覺。或者長了肝癌，即便像雞蛋那麼大了，也是沒有感覺的，只有當肝癌很大了、刺激肝表面的神經才會感到痛；或者是肝癌很大、破裂出血，才會引發痛。肝癌痛的地方通常在右胸下部或右腹上部，如果肝癌破裂出血且血液溢流到下腹部，也會引起下腹疼痛。

　　心痛也好，痛心也好，都要處理好才不會誤大事。但肝痛了，就事情大條了。因此，保肝最重要的就是不要等肝痛了才求醫，平常做好定期而完整的檢查，才能有一副好心肝。

老公還沒斷奶——
肝癌無法自摸

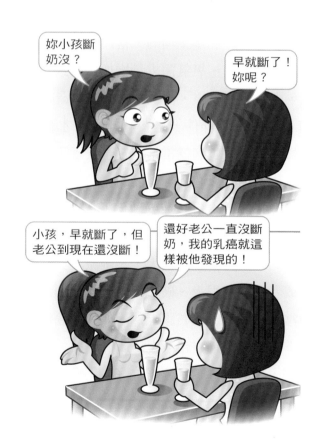

女同學互相寒暄。

甲：「妳小孩斷奶沒？」

乙：「早就斷了！妳呢？」

甲：「小孩，早就斷了，但老公到現在還沒斷！」

甲：「還好老公一直沒斷奶，我的乳癌就這樣被他發現！」

有專治乳癌的醫師感嘆地說：「為什麼乳癌被老公發現的比率那麼少！」這答案真耐人尋味。

　　觸摸是人類最靈敏也最神奇的一種感覺，是生物與生俱來的本能，不只動物、植物，都能感受到觸摸。晚近電子科技觸控式螢幕，應該也是仿造生物這項本能。

　　古代看病，「望聞問切」中，「切」是最重要的診斷步驟之一，現代醫學中，觸摸也是診療中很重要的一環。例如肚子痛看醫師，醫師一定會用手摸看看肚子哪裡痛，胃發炎、胃潰瘍時，摸上腹部病人會有痛感；胰臟發炎時，肚子摸起來也會痛，且痛的程度會更厲害。

　　乳房長了腫瘤可以自摸或他摸而發現，許多女性特別有警覺，因此幸而能發現得早，挽救自己的生命及家庭幸福；但有些器官，例如肝臟就無法靠自摸而發現了，因為肝臟大都長在右邊肋骨後面，平常是摸不到的，只有當它長了腫瘤

往右邊肋骨下面突出，或往中間劍突下面生長，自己才容易摸到。

　　此外，肝臟內也都沒有什麼痛覺神經，因此，肝臟感染了B肝、得了C肝，肝臟硬掉了，甚至長了肝癌，通常不僅摸不到，也是不知不覺的。另外，只要有四分之一正常的肝還在，就可以維持正常的生理機能。只有當肝腫瘤很大、把包膜撐開了，病人才會感覺右上腹痛，如果肝癌太大、腫瘤破裂出血，病人會感覺劇烈疼痛，用手觸摸右上腹或右胸腫瘤破裂處也會痛。

　　因此，等到感覺不舒服，例如疲倦、黃疸、體重減輕時，通常都是肝病末期了。

　　由於先天性不易自摸的特點，加上缺乏警報系統，因此，要判斷自己有沒有好心「肝」，不能自摸，也不能憑感覺，一定要靠完整的檢查，包括抽血驗B、C肝、肝指數、胎兒蛋白，並且一定要做腹部超音波檢查，缺一不可。

老公很突出——

背痛，不可不慎

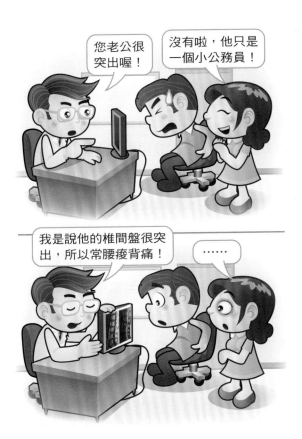

看診中。

醫師：「您老公很突出喔！」

病人太太：「沒有啦，他只是一個小公務員！」

醫師：「我是說他的椎間盤很突出，所以常腰痠背痛！」

　　背痛是現代文明病之一，尤其上班族久坐、姿勢不正確，引起的背部脊椎長骨刺或椎間盤突出者，比比皆是。

　　但中年以上的朋友就要小心，可能是胰臟出問題。胰臟位於腹腔後部，古代解剖學不發達，未知有胰臟這個器官，直至近代西方醫學傳入，才發現原來在胃的後方還有一個器官；因是西方傳進來，又是外來品，因此取姨太太的「姨」字右邊，左邊加上肉字，就構成胰臟的「胰」。

　　三、四十年前，胰臟長癌症很難診斷，如果胰臟頭部長癌，通常是出現黃疸才會就醫；如果長在中間的體部或尾部，通常會出現腹痛、腹脹症狀，甚至常引起背痛；由於大部分患者是中年以上，許多人背痛都會先到骨科或復健科求診，或找人按摩一番，等到人消瘦、疼痛加劇，進一步檢查才發現是胰臟癌。

　　同樣的，以台灣男性最好發的肝癌來說，腫瘤轉移到背部脊椎情況也很常見，尤其是肝癌做過手術或栓塞、電燒等

治療，如有背痛情形一定要及早就醫，萬一太晚發現可能會
造成下肢癱瘓，不可不慎。

　　背痛一事可大可小，有不明原因背痛，一定要請醫師好
好查清楚。

同樣得肝癌，
結果大不同？

得了肝癌，有的十六公分大，開刀後一、二十年還活得好好的，有的只有兩、三公分大，開刀後沒多久卻復發，不久就往生，為何會這樣呢？

這是因為肝癌病理型態不同，會影響預後。有一種肝癌像龍眼、像荔枝、像橘子，外面有一層包膜，長大的方式是像氣球在膨脹一樣，這種肝癌比較不會蔓延轉移。另有一種肝癌像烏賊、變形蟲，邊緣不規則，外面沒有包膜，用匍匐前進的方式生長，蔓延出去，這種肝癌即使開刀切除後，也很容易復發。另有一種整個肝臟長得密密麻麻的肝癌，像葡萄成熟般，發現後，也很難治療。

前國安會秘書長蘇起先生，一九九一年在一次體檢時發現罹患肝癌，有十六公分大，及時開刀救了一命，他的肝癌型態就如上述有包膜，術後至今已二十七年，安好未復發。

　　又如立法委員高金素梅小姐，一九九八年時因胃痛就醫，做了超音波檢查發現肝臟有一顆六公分的腫瘤。一般來說，因為肝臟內部沒有痛覺神經，如果肝癌會痛，大概都十幾公分了，為什麼她的肝癌才六公分就會痛？這是因為她的肝癌剛好長在肝的表面，刺激了肝表面的神經，引起胃部位疼痛，所幸開刀後至今亦安好。

　　所以，肝癌會長在哪裡或長成什麼型態，並無法預測，唯一保命的方法，就是定期追蹤檢查，及早發現，及早治療，轉移的機會就越小。

9-1

伴君如伴虎——
肝腫瘤的診斷

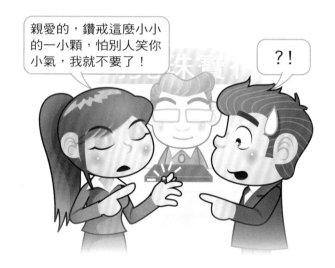

結婚週年慶那天，為了犒賞老婆，帶她去買禮物。

我請店員拿了一顆鑽戒給她看。

她一臉嚴肅地看著我：「親愛的，鑽戒這麼小小的一小顆，怕別人笑你小氣，我就不要了！」

我心裡一則以喜，一則以憂，是她真的不要了，想替我省錢，或是她覺得我沒有誠意，生氣不要了。古人說：「伴君如伴虎。」那種意境我終於能體會了。

　　要揣摩對方心意，說起來簡單，但要能判斷正確就不那麼容易了。

　　在看病診治上也是如此。

　　例如在肝臟長了一個三公分的腫瘤，超音波要看得到，技術不難，但要判斷到底是好的，或者不好的，就需要醫師的智慧與經驗了，就好像理髮刀在手，人人都可以做理髮師，但髮型漂亮與否，就跟個人的訓練及經驗有關了。

　　在台灣，肝癌長年是國人男性癌症死因的第一位，女性癌症死因的第二位或第三位。肝腫瘤的發現，通常是照超音波先發現，很多人第一次做體檢，超音波發現有黑影，都會嚇一大跳。

　　在台灣，如果有 B 肝或 C 肝，超音波發現肝臟有黑影，第一個要想到的是長了肝癌。有些黑影，超音波一看就知道是肝癌，或是良性的血管瘤，但常常不容易區別，尤其很小的時候，這時候就需做電腦斷層或核磁共振檢查來幫忙鑑別診斷。

　　肝臟腫瘤有良性及惡性，惡性最常見的就是一般人最耳熟能詳的肝細胞癌，簡稱為肝癌。此外，肝臟內部的膽管也會長出癌症來，稱為膽管癌。除了這兩種肝臟細胞長出的癌症外，別的器官長了癌症也會轉移到肝臟，例如大腸癌、乳癌、肺癌，都可能轉移到肝臟。

　　最常見的肝臟良性腫瘤是血管瘤，由肝臟內的血管上皮細胞長出來，與B、C肝炎無關，良性血管瘤頗為常見，影像與肝癌不太相同，但有時兩者會混淆不清，造成困擾。

　　此外，國人肥胖者日增，在肝臟囤積脂肪，形成脂肪肝，超音波下肝臟較亮，但有時脂肪堆積不均勻，形成像腫瘤的影像，容易造成誤診。然而不管醫師經驗再豐富，有時真的很難判別腫瘤好壞，因此，需做電腦斷層或其他檢查。

　　也有不少情況是這三種檢查都無法診斷，就必須做切片檢查才能正確診斷了。因此，健檢發現肝臟有黑影，先不要慌，一定要找肝膽腸胃專科醫師為您好好審查一番。

9-2

哈韓風——
肝癌細胞的特性

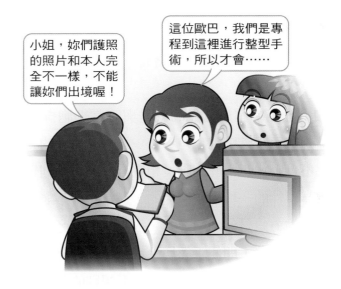

員工旅遊去韓國。

兩星期後回國，卻發現少了好幾個人未回來。

老闆很緊張，一查原因，才發現多人在韓國海關被扣留，因為護照上的相片與本人差太多了，原來那些人趁旅遊之便，順便去做了整容。

　　近年來興起了一股哈韓風，因為男女主角實在太酷了。

　　但是很多人眼細，發現怎麼許多韓國女星長得都一模一樣，都是做出來的。

　　癌細胞也有同樣的特質，因為大多都是在同一個模子，由一個癌化的細胞不斷分裂複製而來，雖然在分裂複製的過程中，有些癌細胞的基因會再產生變化、產生突變，因此，與原來的腫瘤形態上、特性上略有不同，但基本上大略相同。

　　例如，肝癌細胞最常見的就是與正常細胞排列很類似的形狀，外觀與正常細胞也差不多，是較為良性的一種。但也有分化不良，與正常肝細胞長相完全不同，排列也不一樣的，是較為惡性的一種。較惡性的，通常長得不規則，沒有包膜，長大的方式是匍匐前進式，很容易侵入旁邊的血管或組織，很容易轉移，即便手術切除也很容易復發。較良性的肝癌外面常有一層包膜包著，呈現圓形規則的外型，隨著時日會像吹氣球那樣慢慢膨大起來。

　　但如何知道肝癌要長哪一種，並無法預測，及早發現是唯一的有效對策，要能及早發現就要定期追蹤、定期檢查，尤其 B、C 肝的病友更要牢記在心、不可疏忽忘記。

9-3

一粒一修——
肝癌的數量與大小

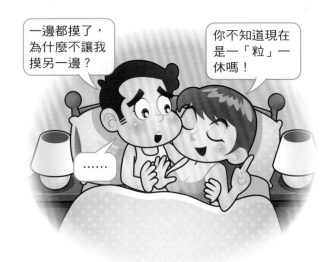

床笫間，老公撫摸老婆胸部。

摸了一邊，想換一邊，老婆不肯，老公不解。

老婆忿忿地說：「你不知現在是一『粒』一休嗎？」

　　一粒也好，兩粒也好，都是肝膽科醫師及肝腫瘤病人最常用到、也是最令人心驚膽跳的話題。

　　肝癌長年來一直是國內男性癌症死因的第一位，對肝癌病人而言，最關心的是我有幾粒（腫瘤），每一粒有多大。如果只有一粒，大小在三公分以下，通常可開刀切除，也可電燒治療或栓塞治療；萬一那一粒太大或已經侵入血管、跑到其他器官，治療上就困難多了，預後也欠佳，痊癒的機會渺茫。如果有兩粒，只要不是太大，還可用上述手術切除或電燒或栓塞治療；但要是三粒以上或腫瘤很大，就不適合手術切除或電燒，通常只能栓塞治療或藥物治療。

　　因此，對肝癌病人而言，「一例一休」就是「一粒一修」，只有一粒就好修理，可以修理，預後也很好；但如果太多粒，就像例假日太多會動搖國本一樣，會危及生命。

　　對全國三百萬 B、C 肝病友而言，何時會長出肝癌來是個夢魘，目前沒有很好的方法可以預測，只能做好防護金鐘罩，避免感染 B、C 肝；罹患 B、C 肝，目前已有藥物可以治療，最重要的，如果好好定期追蹤檢查，萬一不幸長了一粒，通常都是小於三公分。否則等到肝癌很大、症狀出現才找醫師，不僅病人辛苦，醫師處理起來也是粒粒皆辛苦，常令醫師有「孤臣無力可回天」之嘆！

你是哪一族？——
肝癌型態影響預後

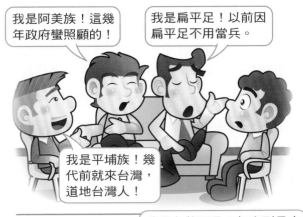

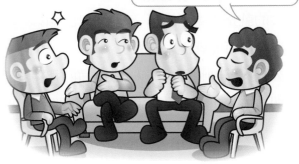

四位朋友聚會。

甲：「我是平埔族！幾代前就來台灣，道地台灣人！」

乙：「我是阿美族！這幾年政府蠻照顧的！」

丙：「我是扁平足！以前因扁平足不用當兵。」

丁：「我是存款不足！每到月底就被銀行及債權人追殺！」

　　每個族群各有其特色，就好比不同的癌症有不同的特點，例如有些癌症會高燒不退，像是血癌或淋巴癌。

　　同樣一種癌症，也有不同的族群，例如有些肝癌長得圓圓的，像荔枝、像橘子一樣，外面有包膜，這種肝癌比較不會轉移，較不會蔓延；另有一種肝癌長得不規則，像章魚、像烏賊一樣，癌細胞容易四處蔓延，甚至侵入血管，這種肝癌預後比較不好。

　　同一病人，也許第一次長的是第一型比較好的，可是第二次可能長的就是不規則的那一型。因此，第一次治療後樂觀，第二次再發可能就不太樂觀了。

　　不管如何，醫師也好，病人也好，面對癌症一定要步步為營，密切追蹤，才能永保安康。

心裡有數──
小肝癌，預後好

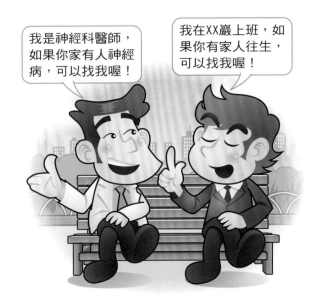

EMBA 班，各種職業的學生都有。

同學甲：「我是神經科醫師，如果你家有人神經病，可以找我喔！」

同學乙：「我在××巖上班，如果你有家人往生，可以找我喔！」

有些事可以明講，有些事心裡有數，但不可說開，醫學上亦是如此。

Seafood：「×醫生，我到底嚴重不嚴重？你就直接告訴我，我們出家人都已全然放下，生死置於度外了！」

Seafood肝癌末期，肚子大、黃疸才來求醫。既然Seafood這樣說，就老實告訴他，平均餘命很難超過半年。不料Seafood聽到後，一聲阿彌陀佛，從此飯不思，茶不飲，幾星期後就往生了。

雖然生死有命，但能夠坦然面對死亡的人，大概不是凡人吧。這方面西方人較能接受事實，但東方人，尤其國人就不大一樣了。

幾年前曾有這樣的案例。有一個家族，媽媽先因肝癌去世，三個小孩都是B肝帶原者，老大、老二也先後因肝癌去世。我們把老三請來做超音波檢查，結果發現肝臟右邊緣有一顆三公分的肝癌，但可以開刀切除。想不到老三心想：「媽媽和哥哥都這樣了，我能怎麼樣？」於是跑到深山裡躲起來，兩年後死在深山裡。

在沒有B肝疫苗的年代，B肝垂直感染造成母親與小孩先後因肝癌去世的案例頗為常見，解救之道只能做好定期檢查，包括抽血驗胎兒蛋白及做腹部超音波檢查，如此一來，

即使不幸長了肝癌，大都在三公分以下，可以治療，預後也很好。

　　民國七十五年後出生的小孩，就算有家族性肝癌病史，但已經注射 B 肝疫苗而有了抗體，也就不用害怕肝癌悄悄上身了。

賺錢給誰花？——
肝腫瘤基因，因人而異

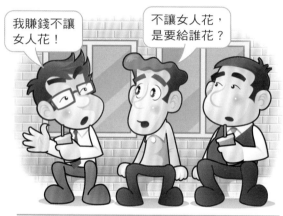

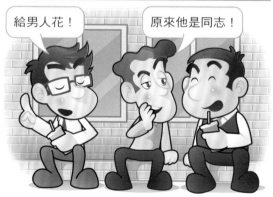

同學會。

老王：「我賺錢不讓女人花！」

同學：「不讓女人花，是要給誰花？」

老王：「給男人花！」

同學私下交頭接耳：「原來他是同志！」

　　不久前台灣才通過同婚專法，成為亞洲第一個同性婚姻合法化的國家。凡鐘鼎山林各有天性，人有人性，男女基因不同，生理及性向也不同，異性相吸進而結婚生子本是定律，也符合生物自然法則，但由於種種先天或後天的因素，這年頭同性相吸、同性相婚的人慢慢多起來。

　　同樣的，人體長了肝腫瘤，腫瘤有類似特性，就是會蔓延、轉移，這與腫瘤細胞的基因有關。有些腫瘤很惡性，不到一、兩公分就全身蔓延轉移，有些病人開一次刀，二、三十年未再復發的也很常見。

　　同樣得肝癌，為何有人一再復發，有人一輩子平安無事？同樣用藥物治療，為何他的有效，我就沒效，就是因為每個人的腫瘤基因和免疫系統不同，所以療效也不同。因此，未來的醫療取向，是傾向個人化的醫療，就是「為每個人量身訂做」之意，也許未來基因檢查更快速、更便宜，對

基因了解越透徹，這個「個人新藥」的日子就會早日來臨。

現階段，最好的防身術就是找一個你相信的醫師，為你看管你的整體，包括身心靈，為你的健康全面把關，並對個人特有的疾病加強控管，例如有 B、C 肝的人，一定要半年做一次全套的肝臟抽血檢驗及腹部超音波檢查；至於肝癌治療後的病友，更應縮短為每三個月密切追蹤，除了抽血之外，以各種影像檢查輪流監看、做好萬全的金鐘罩，才能保有彩色的人生。

我是劉太太——
肝臟長瘤，有良有惡

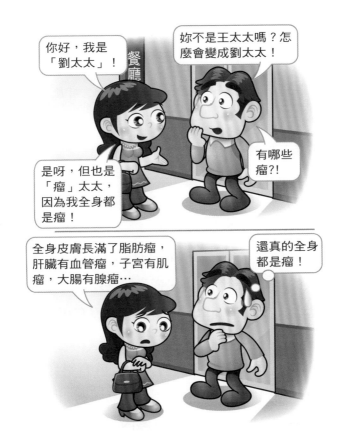

朋友聚會。

一位中年女士，長得頗標緻，仔細一看，好像是好友王兄的老婆。

她說：「我是『劉太太』！」

「明明是王太太，怎麼會變成劉太太！」我內心納悶，難道改嫁了？

「妳不是王太太嗎？」我再問她一次！

「是呀，但也是『瘤』太太，因為我全身都是瘤！」

「有哪些瘤 ?!」

「全身皮膚長滿了脂肪瘤，肝臟有血管瘤，子宮有肌瘤，大腸有腺瘤……」

啊！說得也是，好多器官都有瘤。

　　在人體的各種瘤中，肝臟血管瘤幾乎與子宮肌瘤一樣普遍，但也常常引起誤診。

　　提起肝腫瘤，許多人都小生怕怕，因肝癌這個名詞奪走身邊太多人的生命。診斷肝癌，通常第一線工具是腹部超音波檢查。因為超音波最簡單、沒有痛苦、沒有輻射線、診斷率又高。

　　說來簡單，只要探頭放到病人肚皮就有影像出來，但有時要正確判斷是哪一種腫瘤並不太容易，例如肝臟內部最常見的良性腫瘤是血管瘤，是由肝臟內的血管內皮長出來的

瘤，通常以女性較多。大部分的肝血管瘤在超音波圖上可與肝癌區分，但有時會互相混淆，以為是肝癌，病人哭個半死，後來才知道是良性的血管瘤；或是以為是良性的血管瘤，後來才知是惡性肝癌，甚至因此延誤了治療契機。

　　那要如何是好？第一個是找肝膽腸胃科的醫師做腹部超音波，有專業的訓練，自然誤判率就降低了許多。第二是參考有無B、C肝、胎兒蛋白有沒有升高，如果有B肝或C肝，胎兒蛋白也高，那大概是肝癌沒錯。但如果沒有B、C肝，胎兒蛋白也不高，要判斷是良性或惡性腫瘤就要很小心了，這時可加做電腦斷層或核磁共振來加以區分，約百分之八十以上大都可以區別，如果還是不能確定判斷，最快最正確的方法就是做肝切片，做病理診斷。如果小生怕怕，不敢做切片，也可以隔兩、三個月再追蹤觀察看看腫瘤長大的速度，通常良性的長得很慢，惡性的就長得很快了。

　　不管是良性或惡性，腫瘤總是由無到有，逐漸長大，不會憑空冒出一個大的腫瘤出來。因此，凡年齡滿三十歲以上，要及早做一次腹部超音波檢查，做為存底，萬一日後發現肝有腫瘤，就可對照比較，有助於鑑別診斷了。

　　因此，肝臟長了瘤，一定要找肝膽腸胃科醫師好好評估一番，不管是不是「瘤」太太！

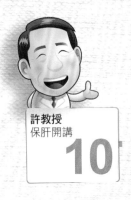

許教授
保肝開講

10

肝癌早發現，
治療方法多

以前，發現肝癌通常已經是末期，隨著醫學的進步，最近十幾年來已能早期發現，如果有 B、C 肝的人，有定期追蹤檢查，只要發現得早，就有很多方法可以治療。

在選擇治療方法時，會考慮腫瘤大小、生長位置、數量、是否有肝硬化、肝臟外轉移或其他身體狀況等，肝膽腸胃科醫師會做完整的評估。

肝癌的治療包括手術切除、電燒、酒精注射、血管栓塞、標靶治療、免疫療法、肝臟移植等。

一般定期追蹤檢查所發現的肝癌，大多在三公分以下，手術切除是第一優先選擇，早期發現、早期切除腫瘤的病人，治療效果往往也較好。

電燒療法也是適用於三公分以下、數量在三顆以下的小型肝癌。電燒是在超音波或電腦斷層的監控下，將電燒探針

從皮膚直接穿刺到腫瘤部位，針對該範圍進行加熱，達到破壞腫瘤細胞的目的。

　　至於酒精注射，是在超音波的導引下，將純度百分之九十五以上的無水酒精，經由細長針直接穿刺注射到肝腫瘤內部，使肝癌細胞缺氧、壞死，達到治療的目的。肝癌小於三公分且數目在三個以下，才可考慮做酒精注射治療。近年來發展的電燒治療所需的治療次數較少，酒精注射慢慢的被電燒治療所取代。

　　還有一個方法就是血管栓塞，把肝癌的血管堵死，讓肝癌壞死，稱為栓塞治療。正常肝臟所需的營養由肝動脈與肝門靜脈兩大系統供應，其中百分之八十來自肝門靜脈，而肝癌的血流供應是來自肝動脈，所以，以栓塞療法阻斷肝動脈的血流，癌細胞就會餓死，並把化學治療藥物直接送到肝癌細胞。

　　要接受栓塞治療必須符合一些條件：肝門靜脈通暢，肝功能指數不能太差，不能有嚴重的凝血問題，腫瘤大小以不超過五公分者，治療效果較佳。

　　單次栓塞能讓腫瘤完全壞死的機率不高，所以不少患者必須接受多次治療，栓塞治療的效果比不上手術切除或電燒。

　　此外，近年還發展出肝動脈灌注化療、載藥微球栓塞化學治療、選擇性體內放射療法、標靶治療等，最近幾年的免疫療法在治療肝癌上有很大的進展。醫師會依據病人狀況選擇最合宜的治療方式，若肝功能不佳且肝癌病情尚可，會建議考慮接受肝臟移植，前提是要有肝臟可供使用。

我會負責的！——
肝癌診斷進步，預後佳

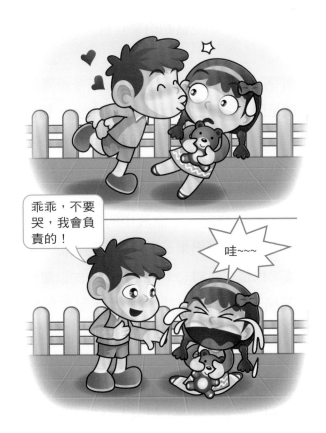

五歲男生親吻了四歲的女童。

女童哇哇大哭了出來。

男生拍拍女童的肩膀說：「乖乖，不要哭，我會負責的！」

　　有些事，即使有人說要負責，但有時人算不如天算，或超出對方能力所及，即使當初信誓旦旦，但事出意外，也無可奈何。

　　台灣肝病人口多，日據時代就有許多民眾到了「青蛙肚」，也就是腹大如鼓才去找醫生，事實上，醫師能做的也有限，那時因為只有 X 光、簡單的抽血檢驗肝功能 GOT、GPT，沒有腹部超音波，更不用談電腦斷層或核磁共振檢查。

　　而診斷肝癌的標記——血液中的甲種胎兒蛋白，也是六十年代才慢慢被開發出來；而診斷肝癌最簡單又準確的即時性超音波，也是在民國七十年開始才被加以使用。

　　得了肝癌，在早年只有開刀一途，但早年缺乏早期診斷工具，例如超音波、電腦斷層等，因此，肝癌被發現時都屬晚期，能有足夠條件接受手術切除者不到百分之十，這些經醫師判斷可以開刀者，也多半肝癌很大或肝硬化嚴重，因此，外科醫師即使願意負責，但開刀完後因剩下的肝功能不

足，引起肝衰竭而往生者時有所聞。即使手術順利，開刀完後半年或一年中，肝癌復發者比比皆是，主要原因是因為肝癌越大、越易轉移，因此可能開完刀後不久，肝臟手術部位旁邊又長了新的腫瘤，或轉移到骨頭、或其他器官，預後自然不佳。

　　近年來由於影像醫學進步，肝癌已經可以在早期就被發現，例如經過定期超音波及抽血檢查，每半年做一次，發現的肝癌幾乎都在三公分以下，因此預後很好，當醫師說出要幫你負責的話時，相對有信心多了。

　　因此，對全國二、三百萬的 B、C 肝病友而言，平時就要找一個可以定期幫你做腹部超音波檢查的醫師，請他為你負責追蹤工作；萬一不幸長了肝癌，才可以及早發現。千萬不要自以為身體好、體力好而不去注意，等到肝癌末期症狀出現，才去求醫、找人負責，一切為時已晚！

10-2

全熟或半熟？——
電燒治小型肝癌

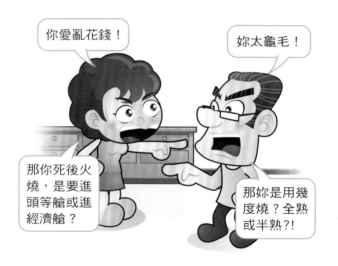

老公愛揮霍，老婆龜毛，有一天，兩人談及身後事，吵了起來。

老婆：「那你死後火燒，是要進頭等艙或進經濟艙？」

老公不甘示弱：「那妳是用幾度燒？全熟或半熟?!」

　　高溫用於大體之處理，同樣的，高溫也用於醫療上腫瘤的治療。

　　近年來，利用高溫燒死腫瘤成為治療肝癌的一種常見療法，利用針穿入到肝腫瘤，然後在針頭產生高溫，可以將腫瘤燒死，將腫瘤燒焦、炭化，達到治療肝癌的目的，這種方法醫學上稱為電燒療法，對於小型肝癌、不適合開刀或不敢開刀的病友，是一個手術之外的好選擇。

　　但電燒療法的前提是，腫瘤不能太大，不能靠近血管或膽管，也不能有出血傾向。比起手術而言，病人痛苦少、住院時間短，對正常肝臟破壞也少。因此，幾乎是醫院肝膽科必備的武功之一。

　　由於電燒物理的限制，適合電燒的肝腫瘤大小最好在三公分以下，而且腫瘤一旦侵入血管或轉移，電燒就無能為力。因此，對肝癌治療而言，還是要發現得早，B、C肝病友尤其要定期追蹤，就像監理所管理車子一樣，每半年做一次完整的肝臟檢查，包括完整的抽血檢驗及腹部超音波檢查，才能永保安康，擁有彩色人生。

小鳥中風了──
栓塞治療，餓死肝癌

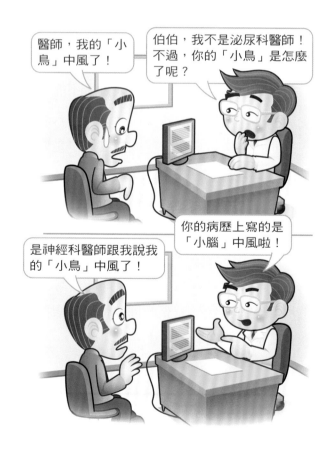

外省阿伯來看診。

「醫師，我的『小鳥』中風了！」

「伯伯，我不是泌尿科醫師！不過，你的『小鳥』是怎麼了呢？」

「是神經科醫師跟我說我的『小鳥』中風了！」

　　醫師仔細翻了病歷，原來是小腦中風！

　　提起中風，一般人均小生怕怕，腦中浮現的就是半身不遂的病人，或坐輪椅的、或躺在病床上的植物人。

　　中風泛指腦部血管堵塞或破裂出血，引起腦部傷害。人體的組織都需要血液供應，一旦缺乏血液，組織就會壞死，心臟血管阻塞，輕則心肌缺血，重則心肌梗塞。

　　在肝癌的治療上，反而是利用導管將肝癌的血管堵死，肝癌因缺乏養分就會壞死，而正常的肝組織還有一條門靜脈可供應血液，因此不太受影響。

　　在肝癌治療上，栓塞是除了手術切除之外的另一種選擇。小的肝癌有時可以完全壞死，但如果腫瘤太大就要多次治療，而且不容易完全壞死。

　　不管如何，凡我 B、C 肝民眾，除了注意養生，保持全身血管通暢，才不會發生小腦中風的現象。此外，一定要養成定期檢查肝臟的習慣，一旦發現有肝癌，才能及早治療。

10-4

去天國要靠你！——
肝癌手術與肝衰竭

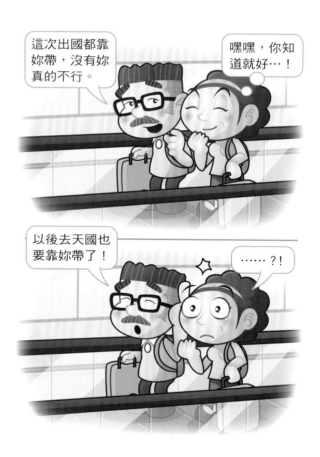

老公：「這次出國都靠妳帶，沒有妳真的不行。」

老婆聽了沾沾自喜。

老公：「以後去天國也要靠妳帶了！」

　　有些話聽一半會開心，但聽到最後才聽出端倪。臨床上，看病治病也一樣。例如肝臟長腫瘤，手術切除後，通常病人及親友都會很高興，除去心中大患，但如果切除後剩下的肝臟不足以負擔人體正常的生理機能時，可能會出現眼睛變黃、皮膚變黃、越來越疲倦的現象，就是所謂的肝臟衰竭。大部分病人都會慢慢恢復，因為肝細胞會慢慢增生，症狀也會隨之改善，但有時肝衰竭會一直惡化，最後引起肝昏迷死亡，這種情況通常是腫瘤發現太晚、腫瘤太大，需切除的肝臟較多，或原來肝硬化太嚴重，肝再生機能不良所致。

　　為避免遺憾，最重要的是做好定期檢查，萬一不幸得了肝癌，可及早發現，萬一要開刀，需切除的肝臟也不會太大。此外，現在 B 型及 C 型肝炎都有特效藥可以治療，因此，萬一有 B、C 肝帶原，接受治療後就比較不會演變為慢性肝炎、肝硬化；萬一長肝癌，肝臟需部分切除，剩下的肝臟較能負荷正常的生理功能，且肝臟再生能力也較強，開刀後完全康復的機會也大多了。

指腹為婚——
肝癌切除又復發

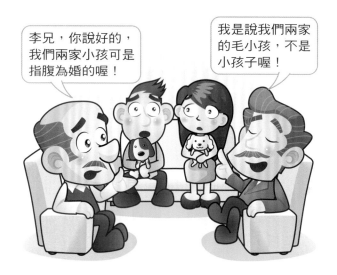

王李兩家世交，王家公子長相普通，李家女兒長得標緻。

王家老爺：「李兄，你說好的，我們兩家小孩可是要指腹為婚的喔！」

想不到李家老爺不認帳，「我是說我們兩家的毛小孩，不是小孩子喔！」

　　事後賴皮不認帳，是人之常情，有時也無可奈何。例如婚前老公答應要買新房給老婆，得手後卻賴皮了！

　　老公說：「我連『心室』都給妳了，何況『心房』呢。」

　　醫學上，其實有時也會如此。身體長了癌症，明明術後醫師說開刀割得很乾淨了，怎麼開刀後不久又復發了，令醫師洩氣，家屬及病人難過自不在話下，尤其肝癌最容易發生這種情況。

　　就肝臟而言，在一顆腫瘤的旁邊常會有小的衛星結節，通常是大的腫瘤分化出去的，腫瘤越大，旁邊的衛星結節越多，因此，手術除了切除腫瘤外，連同肉眼可看到的主要腫瘤旁的一、兩公分正常的肝組織、甚至更大範圍，也要一起切除，以免術後復發。但有時肝機能欠佳，尤其肝硬化的病人，切除太多怕術後引起肝衰竭，只能保守一點不敢切除太多，自然術後復發的機率也高了。

　　對肝癌病人而言，如果還能開刀總比不能開刀好，開刀雖不能保證肝臟其他部位不會復發，但把可見的腫瘤完全切除，以免留下後患，是目前所有肝癌的療法中，被證明效果最好的一種方法。可惜開刀本身就像割草一樣，將雜草割了，但「斬草卻不能除根！」

　　除了原來的大腫瘤旁邊未切除乾淨，腫瘤又復發之外，

肝臟其他正常肝細胞也可能惡化，長出肝癌，這種情形通常發生較晚，卻是肝癌病人及醫師心中的夢魘，因為肝臟感染了 B、C 肝炎病毒之後，引起長期慢性發炎，進而肝硬化，這些變化本身就容易長出肝癌，這也是肝癌比其他癌症更難治療的原因。

　　因此，釜底抽薪之道仍在於避免感染 B、C 肝，有了 B、C 肝必要時趕緊用抗病毒藥物治療。此外，一定要做好定期追蹤檢查，發現得越早，腫瘤越小，越早切除或接受其他治療，將來復發的機率也會越小。

10-6

上帝原諒你——
標靶治療，適用晚期

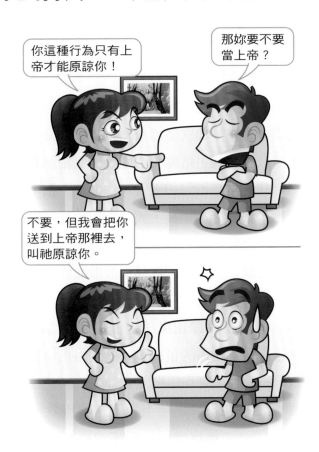

夫妻吵架。

太太：「你這種行為只有上帝才能原諒你！」

老公：「那妳要不要當上帝？」

太太：「不要，但我會把你送到上帝那裡去，叫祂原諒你。」

治亂世用重典，治老公用嚴刑！

　　醫學上，為了治好疾病，也常用猛藥，猛藥固然較有效，但通常副作用也不少。在癌症治療猛藥上，一般人最耳熟能詳的就是化療，化學療法就是用藥物針對細胞分裂較快的癌細胞，阻止其分裂生長，這種方法固然對癌細胞有某種程度的效果，但有些正常細胞例如毛髮、白血球、指甲、腸道或很多正常細胞，也會分裂生長，因此會出現種種副作用。其中最可怕的是白血球減少、貧血或引起胃出血，尤其因為白血球減少，人體缺乏抵抗力，容易引發敗血症，甚至休克死亡。

　　近年來，興起了用標靶療法來治癌症，治療原理在於利用抑制癌細胞發育所需的蛋白質，達到阻止癌細胞分裂生長。因為較具特異性，副作用自然少很多。

　　儘管標靶治療在不少癌症上有不錯的療效，但肝癌則否。台灣於二〇一二年核准用於肝癌的標靶藥物是「蕾莎

瓦」，在治療國人好發的肝癌上效果有限，平均大概只能延長兩個多月壽命；二〇一七年核准第二個標靶藥物「癌瑞格」，目前規定第一線先用「蕾莎瓦」，治療無效才使用第二線的「癌瑞格」。二〇一八年再核准新的標靶藥物「樂衛瑪」，為可用於已轉移或無法切除的肝細胞癌病人之一線用藥，然而，藥物在肝癌的治療上，通常是最後不得已的選擇，還有待更多的研究，還需要更多的研發努力。

　　因此，對肝癌的防治而言，最重要的還是避免感染 B、C 肝，有了 B、C 肝一定要至少每半年做一次超音波，以及驗血做胎兒蛋白檢查。

10-7

別想太多——
免疫療法，抗癌新武器

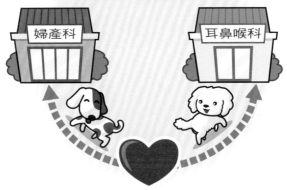

腦筋急轉彎

路上有一隻公狗及母狗。每次交配完，
公狗老是跑到一家婦產科，母狗則跑回
一家耳鼻喉科，為什麼？

婦產科　　　耳鼻喉科

答案：別想太多，因為公狗是婦產科養
　　　的，母狗是耳鼻喉科養的。

腦筋急轉彎。

路上有一隻公狗及母狗。每次交配完，公狗老是跑到一家婦產科，母狗則跑回一家耳鼻喉科，為什麼？

別想太多，答案是：

因為公狗是婦產科養的，母狗是耳鼻喉科養的。

　　有時候答案很簡單，常常真理藏在那裡，卻讓人如丈二金剛摸不著頭腦。

　　這種道理，用在醫學也很常見。例如，人類萬物繁衍了幾千年，直到近一百多年前才知道不過是一隻小蝌蚪及一個比雞蛋還小幾百萬分之一的卵子結合，就可以製造出一個孩子來。

　　同樣的，在癌症治療上好像也有類似現象。在治療癌症方面，醫界也是奮鬥了近百年無大突破，除了外科開刀切除外，藥物治療一直未見突破，直到幾十年前才開始有化學治療藥物上市，然而副作用大，對大部分癌症而言療效也有限。近一、二十年出現的標靶藥物針對癌細胞生長特殊的基因或蛋白質加以克制，從而造成壓抑腫瘤的目的，在某些癌症例如：慢性骨髓性白血病、肺癌等治療，算是一大突破。

　　然而，對抗癌症最好的治療可能就像公狗為何回去婦

產科一樣，方法很簡單，也就是近幾年來的當紅炸子雞——免疫療法。免疫療法說穿了，就是利用自己的免疫細胞來攻擊、對抗癌細胞。人體的免疫細胞事實上是可以殺死癌細胞的，只是道高一尺、魔高一丈，癌細胞會分泌一些物質牽制這些殺手細胞的免疫細胞——淋巴球，因此，免疫細胞失去了攻擊癌細胞的能力。

　　近年，科學家發展出的藥物可以對抗腫瘤分泌物質，從而使免疫細胞恢復攻擊癌細胞的能力。這種免疫治療藥物已證實在不少癌症，例如黑色素瘤、肺癌等，發揮比傳統化學治療，甚至標靶治療更佳的療效，堪稱最有希望的癌症治療新星，也是全世界各大藥廠競相投入研究的標的。

　　二、三十年前，某位知名人物曾向某法師求智慧，法師回答得很好：「智慧不假外求，就在你心中！」同樣的，對抗癌症，也許未來最好的藥物不假外求，就是求諸自己的免疫細胞。

身體愉快，精神就健康——
未來治癌顯學

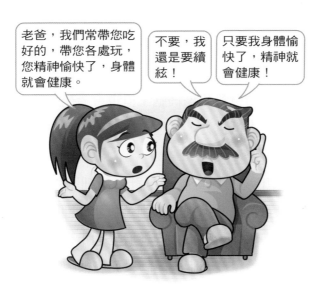

老爸想續絃，女兒不贊同。

女兒：「我們做子女的，常常帶您去吃好吃的，帶您到處遊玩，您精神愉快了，身體就會健康。」

老爸：「不要，我還是要續絃！」「只要我身體愉快了，精神就會健康！」

原來老爸的生理需求，做兒女的還是不太能體會。

近一、二十年來，治療肝癌的準則是，得了肝癌，能開刀的就開刀，如果是體積小的肝癌也可以電燒或栓塞，但如果以上都不適合做，就只能靠藥物來治療了。

藥物治療癌症，一般人最耳熟能詳的就是化療了。談起化療，許多人聞之色變，馬上想到掉髮、發燒、敗血病等，固然抗癌化療藥物會殺死癌細胞，但也會殺死正常細胞，包括白血球，人失去抵抗力，往往「殺癌未捷身先死，常使家屬淚滿襟」。

近十年來出現的標靶療法，針對癌細胞生長所需的特定分子，加以對抗從而抑制癌細胞，殺死癌細胞，是癌症治療上的重大進展。另一項更大的進展是近年來出現的免疫療法，利用活化自體免疫細胞，達到殺死癌細胞的功效。

原來人體與生俱來的免疫細胞——T 細胞就有殺死癌細胞功能，只是道高一尺、魔高一丈，癌細胞會製造一些分子，牽制 T 細胞，使它不能直接殺死癌細胞，這種癌細胞使壞的秘密近年才被科學家揭露。因此，如果能消滅或對抗癌細胞抑制 T 細胞活化的分子，就可使 T 細胞恢復殺死癌細胞的功能，腫瘤也會受到控制或消失。免疫療法可說是未來治療

癌症的顯學。

　　了解癌細胞的秘密就像了解老爸的生理需求，「讓老爸身體愉快了，精神就健康」，同樣的，「讓 T 細胞活化起來，癌細胞就不會危害身體」，兩者異曲同工。

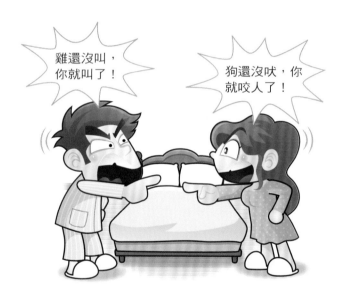

老公：「雞還沒叫，你就叫了！」

老婆：「狗還沒吠，你就咬人了！」

　　夫妻吵架司空見慣，因為夫妻來自不同基因，出生背景、教育背景不同，因此，吵吵鬧鬧也是常事。器官移植之後，會受到排斥，也是相同的事。

　　人體的免疫系統會辨識外來的病原菌，也會對外來的器官發動攻擊，這是早年器官移植最大的瓶頸。這個瓶頸在抗排斥藥物發明之後得以解決，只是病人要一輩子服用抗排拆藥物。

　　對台灣為數眾多的肝硬化或有些肝癌病人而言，肝臟移植可能是治療的最後選擇。肝硬化厲害無法軟化，病人吐血、肝昏迷、腹水，病人辛苦，家人也辛苦。此外，肝癌隨時會冒出來令人心驚膽跳，對肝癌不大、不能開刀切除或不適合局部治療的病人，肝臟移植可能是最好的選擇。尤其是對已開刀或治療後一再復發的病人，應是目前唯一根治之道。

　　可惜目前國內一肝難求，許多病友不是在等待中往生，要不然就是要遠渡重洋到外地換肝，求取一線生機。不管如何，避免感染 B、C 肝、有一顆柔軟正常的肝，是保有彩色人生的基本條件，也才不會因需等待換肝、望肝而哭嘆一番。

PART 4

謹慎愛肝，
健康又長壽

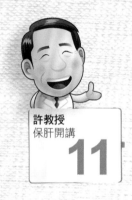

疲勞，
就是肝不好？

如果感覺很累，一般人會問醫師：「我最近很疲勞，是不是肝不好？」

疲勞原因很多，操勞過度、睡眠不足、沒睡好、壓力大，或是夫妻很恩愛、日也操夜也操……都會感到疲累。

但如果疲累是肝不好引起的，大概只有三種情形，第一種是肝炎發作、快要猛爆性肝炎了，此時肝功能指數可能高達四、五百，甚至一、兩千以上，這時候人會感覺疲累。第二種情形是肝硬化末期，第三種就是肝癌末期。

俗話說「積勞成疾」，對某些疾病來說的確是，例如太忙、太累，導致血壓升高、心臟負荷大、睡眠不足，以致發生心臟病、腦中風等。對肝臟來說，則是「積疾成勞」，肝病很嚴重了，無法負擔正常的生理機能才會出現疲勞症狀，等到這時才就醫大都來不及了，因此肝病才被稱作隱形殺手。

我想要，他都說好累——
肝病末期，才會喊累

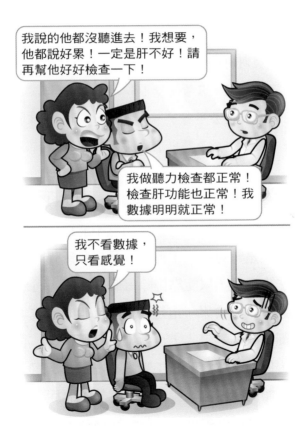

老婆氣呼呼帶老公來求診。

老婆：「他聽力有問題，我說的他都沒聽進去！」

老公：「我去耳鼻喉科做聽力檢查都正常！」

老婆：「我想要，他都說他好累！一定是肝不好！」

老公：「我去外面檢查肝功能都正常！」

老婆：「他一定有問題！請幫他再好好檢查一下！」

老公：「我數據明明就正常！」

老婆：「我不看數據，只看感覺！」

原來老婆一直感覺老公不對了，對她聽而不聞，回家對她也沒興趣，因此一直認為老公身體出了狀況。

　　現代醫療科技發達，身體各個器官都可以靠儀器檢查判斷是否出了問題，但是有些症狀仍然不能以儀器來衡量。例如疲倦、很累是常見症狀，但這些是自我感覺，醫學上沒有客觀的方法來衡量，只能靠排除每個器官的疾病來診斷。

　　傷風感冒，人會累，這是每個人都有的經驗；發燒，人也會累；細菌或病毒侵入，也會累；心臟不好、心肌缺氧，也容易累，但通常休息就好；腎臟不好、尿毒症，人會累，這是因為人體的毒素無法排除之故；長了癌症，到末期也會累，因為癌細胞可能會分泌某些化學物質，讓人疲倦。

　　肝不好，在初期、中期，是不會累的，因為人體只要有四分之一正常的肝臟，就可以維持正常的生理功能，換句話說，如果累是肝不好引起的，通常表示可能已經是猛爆性肝炎、肝硬化或肝癌末期了，因此，等到累了去求醫，才發現是肝引起的，通常事情就很「大條」了。

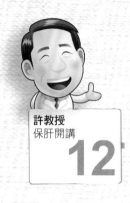

想保肝，
卻保錯肝！

台灣人實在很「顧肝」，這是因為我們身邊有太多親朋好友、左鄰右舍因肝病而往生，因此，市面上所謂的「保肝丸」賣得特別好，凡是肝不好或懷疑肝不好的，幾乎人手一瓶「保肝丸」。

市面上大約有十多種以上的「保肝丸」，是以傳統醫學配方製造，事實上，所保的「肝」，是傳統醫學的「肝」，而不是現代醫學的「肝臟」。

多年前，有位教授的太太看到某保肝藥廣告，稱其「××地黃丸」可以明目養肝、增強記憶力……就買給先生吃，吃兩、三星期後，先生早上刷牙突然吐出一臉盆的鮮血，趕緊送醫院急診，做胃鏡檢查發現胃裡兩、三千 C.C. 的血無法凝固，凝血時間是正常人的五倍以上，才發現他所吃的 ×× 地黃丸裡有抑制凝血的成分，而這位教授有肝硬化引起的食道

靜脈瘤，剛好有些破裂而血流不止。

　　台灣人活在肝病的夢魘中，常因無知而病急亂投醫，我們一般習以為常要「補肝顧身體」，事實上這些「保肝」產品都未經動物實驗、人體實驗，吃了之後可能會有什麼副作用？並未有科學驗證。

　　不少人有了肝病，很想要「保肝」，但很可惜的，大部分都保錯「肝」了。

男人的話能信嗎？──

肝不好，要吃保肝丸？

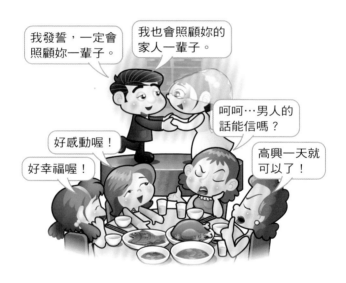

婚禮上，新郎：「我發誓，一定會照顧新娘一輩子。」

新郎再繼續說：「我也會照顧新娘的家人一輩子。」

台下來賓席上發出一陣驚羨聲！

未婚女甲：「好感動喔！」

未婚女乙：「好幸福喔！」

已婚女甲：「高興一天就可以了！」

已婚女乙：「男人的話能信嗎？」

　　明辨是非，了解真相是很重要的。

　　身體出了狀況，也要明是非，懂真相。

　　「醫師，我肝不好，要吃什麼保肝丸？」

　　「醫師，我這些國外的健康食品可不可以吃？」

　　這些是北部民眾最常問的問題。

　　至於濁水溪以南，中南部民眾則是喜歡吃地下電台賣的黑藥丸，南北城鄉之間民眾的問題各有不同。

　　在二、三十年前，肝病真的沒有什麼特效藥，B、C肝沒藥可治，很多病人肝指數一直高高低低，慢慢演變成為肝纖維化、肝硬化，最後發生肝癌。因此，許多病人不辭辛苦，多方打聽，尋求各種偏方、秘方，以求保肝。

　　事實上，這些號稱可以保肝的保肝藥所保的「肝」，大多是傳統醫學的肝，與現代醫學中會引起猛爆性肝炎、肝硬化或肝癌的「肝」是不一樣的。

　　傳統醫學的肝火旺，就現代醫學而言，是指自律神經失調，是不會致人於死命的。

　　這種無藥可醫的窘境隨著醫藥的進步終於改觀了。目前

B、C肝有特效藥可醫，可以將病毒活性降低，減少肝發炎，讓肝臟不會走到肝纖維化，肝硬化或肝癌的發生率也因而降低。

　　但美中不足的是 B 肝的藥仍不甚理想，大多無法將病毒消滅；用藥之後，B 肝病毒的 DNA 測不到，通常不代表真的沒有，也可能是因為量太少而測不到，等到停藥之後通常又會高起來。

　　至於 C 肝，以前要打干擾素，副作用大，成功率也只有百分之五十～九十，目前有新的口服 C 肝特效藥，幾乎沒有什麼副作用，治癒率大幅提升，通常在百分之九十五以上，對病友來說，是一大福音。

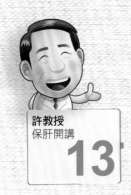

13　勿學神農嚐百草

大家都聽過「神農嚐百草」，相傳神農氏教人醫療跟農耕，在中國傳說中被視為農業跟醫藥的發明者，又稱為「五穀先帝」「神農大帝」。

神農氏是怎麼死的？相傳神農氏為治病而嚐盡百草，但服進太多種毒藥，積毒已深，有次嚐到一枝毒草，就中毒身亡了。

古代因為無法做藥物的檢驗，只能以身試藥，現在醫學發達，藥物入口千萬小心，除非有經過人體試驗、動物試驗，大家可千萬不要隨便嘗試，因為藥跟毒就像刀子的兩刃，用之得當可以治病，用之不當可是會奪命的。

「老師」的定義很廣，如果我們稱凡是傳播知識者為「老師」，可概分成兩種，一種是「好的老師」，像韓愈在《師說》裡所寫的傳道、授業、解惑的老師，在醫學上就是專業的醫

師；一種是「不好的老師」，就像三姑六婆道聽途說、不實的藥物食品廣告。所以，「好的老師帶你見證嚴，不好的老師就帶你去 × 巖」，如果生病了，可不要隨便聽別人講吃什麼會好，就真的去吃，這可能對身體健康造成危害。

特別是肝臟是人體的化學工廠，大部分的藥物都在肝臟解毒，有些藥物吃了不僅無法解毒，還可能傷害肝臟；或是有些藥物如果服用量過多，肝臟無法負荷，也會傷肝。所以，不要亂服來路不明的藥物、食品，服藥務必聽從專業醫師的處方指示，別自己當了廠商的實驗白老鼠還不自知。

舉個例子，資深藝人石英先生，二○○一年發現肝癌，順利開刀切除，不料半年後因誤服偏方導致肝衰竭險些致命，幸由兒子捐肝移植，重獲新生，長期以來擔任肝病防治學術基金會的義工，常向民眾宣導：「要聽醫師的話，千萬不要亂吃藥、保健食品」。

石英先生是 B 型肝炎帶原者，當時肝癌開刀後，家人聽別人介紹某保健食品可以顧肝，就買給他吃，吃兩、三星期後，開始覺得疲倦、很累，抽血發現肝指數超過四○○ u/L，再升到一○○○ u/L、二○○○ u/L、三○○○ u/L，眼睛變黃、皮膚也黃了，為藥物引起的猛爆性肝炎，住院三星期後開始

昏迷，所幸兒子緊急捐肝才救回一命。

　　石英的故事告訴我們——藥跟毒是一物的兩面，不要隨便入口，一定要請教專家。

　　「有病治病，無病強身」是錯誤的用藥或進補的觀念，特別是 B 肝帶原者，如果服用了各種補品或藥品，尤其是號稱可以增強免疫力的保健食品、偏方、草藥，都有可能刺激免疫系統，改變病毒跟人體的平衡狀態，使肝炎發作，甚至發生猛爆性肝炎。

吃蒜不如裝蒜——
愛肝別傷肝

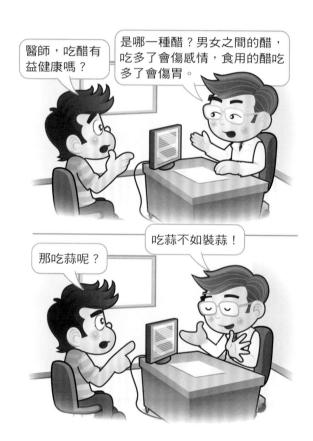

病人：「醫師，吃醋有益健康嗎？」

醫師：「看是哪一種醋，男女之間的醋，吃多了會傷感情，食用的醋吃多了會傷胃。」

病人：「那吃蒜呢？」

醫師：「吃蒜不如裝蒜！」

　　一般人最喜歡吃有的沒的，希望有益身體，事實上，從醫學角度來看，人體所需的營養素就是蛋白質、醣類、脂肪和礦物質、維生素這幾類。醋、蒜或其他有的沒的，只是添加物，添加物是刺激味蕾增加食欲之用，談不上對身體有正面的效果！

　　民以食為天，有病治病，無病強身，自古以來深植在許多人的腦中；但也因如此，每年常有不少人，因吃這些有的沒的，引起傷肝、傷腎的案例屢見不鮮！

　　大致而言，濁水溪以南，民眾愛吃偏方、藥丸；濁水溪以北，一般人好吃電視廣告上的保健食品、健康食品。特別是目前網路發達，健康醫學知識唾手可得，但其中充滿了許多謬誤、不正確的知識。尤其透過不實的廣告或媒體的渲染，讓許多人誤信、迷信，埋下健康的危機，例如國人愛吃保肝食品、營養品、尤其是號稱可以增強免疫力的，許多人

更是趨之若鶩，大部分是吃心安，但有些人是 B 肝帶原，吃了引起肝炎發作，甚至猛爆性肝炎，總是時有所聞。

事實上，不管西藥、中藥、草藥、健康食品或保健食品均有可能含有毒性。因此，目前藥物要上市，一定要經過嚴格的動物試驗、人體試驗，甚至上市之後發現有嚴重的副作用，也可能下市。

但許多國人自行購買的保健食品、健康食品、偏方、草藥、中藥不需經嚴格的動物及人體試驗，因此，或許有肝毒性、腎毒性或其他毒性，服用者不得而知，就只能當現成的實驗小白鼠了。

事實上，目前國人大都營養過剩，由國人每四～五人就有一人有脂肪肝可知。因此，不需特別服用這些有的沒有的保肝或保健食品，換句話說，要保肝就不要傷肝，不要亂補亂吃，飲食均衡、新鮮自然就是最好的保肝之道。

近一、二十年來，B、C 型肝炎已經有很好的特效藥，可控制病毒，減少肝發炎，避免進行到肝硬化、肝癌。可惜很多 B 肝帶原者、C 肝患者，不知道要定期追蹤、及時治療，常常到肝病末期才求醫，造成悲劇。

「維」持「他」人生「命」——
亂吃，當心猛爆性肝炎

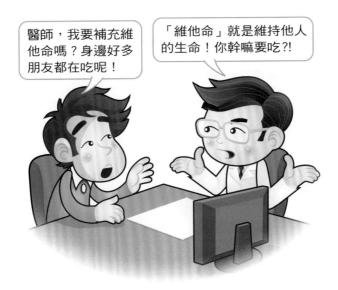

病人：「醫師，我要補充維他命嗎？身邊好多朋友都在吃呢！」

醫師：「『維他命』就是維持他人的生命！你幹嘛要吃?!」

　　古來有訓，有病治病，無病強身。因此，幾乎每個家庭都有各種維他命丸、保健丸、健康食品等。從營養學及保肝的立場而言，事實上這些大多是不需要的；近幾十年來，國人體型肥胖，脂肪肝的比例越來越多，在在表示國人是吃太多了、營養過剩，除非挑食屬害，或手術後或口腔進食有問題的朋友，否則並不需要補充這些維他命丸。

　　維他命丸有「水溶性」及「脂溶性」兩種，維他命 B、維他命 C 這兩種屬於前者，維他命 A 及維他命 D 屬於後者。水溶性維他命吃多了會由水分排出體外，但脂溶性維他命貯積過多在肝臟無法排出，因它不溶於水，吃過量容易造成肝毒性。十多年前香港就有兩個小孩，兄弟兩人把維他命丸當成糖果吞食，結果引發猛爆性肝炎，其中一個小孩後來靠換肝才活下來。

　　由於國人愛吃補藥，因此，過去常有民眾不明原因肝指數升高，甚至猛爆性肝炎或肝腎衰竭者，其中最大原因就是吃了不需要的補藥而造成，尤其是 B 肝帶原者，服用號稱增強免疫系統的補藥、健康食品，容易讓 B 肝病毒活躍起來，甚至引發肝炎，一發不可收拾，不可不慎。

　　因此，要保肝，在飲食方面就是新鮮自然、均衡，就可以維持自己的生命，不用去吃維持他人性命的「維他命」丸。

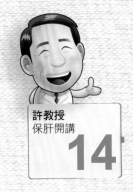

肝，人體最大的 化學工廠

許教授 保肝開講 14

肝臟位於我們右邊肋骨下方，平常看不到也摸不到。

肝臟有多大？打開肚皮，從右邊的肚子尾到左邊的肚子尾，是人體最大的器官。肝臟有多重？東方人的肝大約一點二公斤，西方人的肝大約一點四公斤，約是一般十～十一吋筆記型電腦的重量。

我們吃了東西，胃會咕嚕咕嚕響，知道腸胃在工作；跑步的時候，腳會痠，知道肌肉在收縮，腿在工作；看到帥哥美女，心臟會「小鹿亂撞」，知道心臟在跳動；我們呼吸、喘氣時，也知道肺部在工作；但為什麼我們感覺不到肝臟的存在，因為肝臟內部沒有痛覺神經，是沉默的器官。

沉默的器官不代表它不重要，肝臟是人體最大的化學工廠，也是解毒工廠，沒有肝臟就無法排毒。

例如，我們吃了食物，消化後的廢物排出體外，其餘的

成分去哪裡了呢？事實上，食物經過胃、小腸之消化液分解後，其中的澱粉分解成葡萄糖，到肝臟貯存起來，變成肝醣；食物的蛋白質則分解成氨基酸，送到肝臟內合成人體的蛋白質，送到全身血液中，肝不好的人會腳水腫、有腹水，就是因為肝臟製造的蛋白質不夠的關係；食物的脂肪分解成脂肪酸，在肝臟內代謝成膽固醇、中性脂肪等，多餘的脂肪貯存在肝細胞內，變成脂肪肝。

我們吃進的藥物大都要經過肝臟解毒，不論是中藥或西藥，例如台灣很多人憂國憂民睡不著，吃了安眠藥才能入睡，為何第二天會醒過來？因為安眠藥吃下去後，肝臟首當其衝，會經過肝臟的解毒，去掉活性，安眠藥效過了之後，就會醒過來。但假如一次吃太多，超出肝臟的負荷，就如同工廠的產能沒那麼大，卻一次給太多原料，那麼就會昏迷不醒，如此不但沒辦法達到效果，還對肝臟造成毒性，傷了肝臟，甚至引起猛爆性肝炎，不可不慎。

以假亂真——
肝變皺變硬，不喊痛

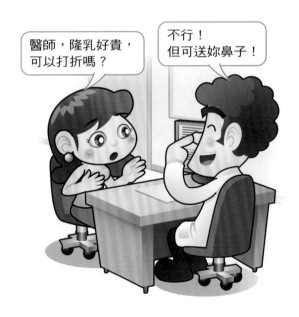

整形外科門診。

病人：「隆乳好貴，可打折嗎？」

醫師：「不行！但可送妳鼻子！」

　　近年來隨著醫療科技的發達，許多東西可以假亂真，也可將老化的器官年輕化，尤其在人人最重視的顏面皮膚這一塊，更是現代仕女紳士的最愛。

　　皮膚老化有其道理，例如長期日曬、皮膚乾燥、睡眠不足、飲食不當，都是皮膚崩壞的最大殺手。十多年前，烏克蘭總理遭人下毒，整個臉粗糙難看，而數十年前彰化米糠油事件，也讓許多受害民眾皮膚變形變醜。

　　同樣的，內臟器官不當使用也會受損。例如，亂吃偏方草藥、藥丸，容易讓肝腎受傷，輕則引起腎中毒、肝中毒，重則致命而亡。皮膚變皺、變黑、變醜，肉眼看得到，但肝臟變皺、變粗、變硬，不僅肉眼看不見，也不會有感覺，不會痛、不會癢，除非肝臟壞掉四分之三以上，剩下不到四分之一正常肝臟，否則人還是一如平常，照常上班、照常跑三千公尺，沒感覺。

　　皮膚變醜變黑，雖然難看，但不會致命；肝臟變皺變硬，事情就大條了。肝臟損傷最常見的原因就是穿腸毒藥——「酒精」了，酒精讓人爽、讓人暢所欲言、讓人飄飄欲仙；但一刀兩面，可憐的肝臟要拚命工作，將一瓶上萬元的名酒轉化為一瓶幾十元的黑松汽水——即二氧化碳及水，形成尿液排出體外。但肝臟這個工廠有它的產能限制，酒喝太多、

太頻繁，肝臟就爆掉了，引起酒精性肝炎、肝硬化、甚至肝衰竭——這就是人們常說的「爆肝」。

　　對不喝酒的國人而言，感染 B、C 肝不自知，或有自知之明而未定期就診，讓肝發炎加劇，甚至變成肝硬化及肝癌，這是可怕的疏忽，但可及時改正！因此，凡全國愛膚愛美之美女帥哥，在保護容顏時，也要及時想到保護您的心「肝」寶貝，才能留個容顏在，有好肝、好膽、好平安。

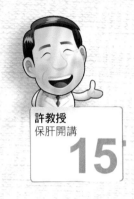

喝酒，傷肝、
傷心、傷荷包

喝酒傷肝，不喝傷心！喝與不喝之間，有時真難抉擇。酒喝下去，都到哪兒去了呢？除了一部分直接從胃壁吸收到血液，再由肺部呼出之外，大部分的酒精都經由血液跑到肝臟裡。

酒會傷肝主要是酒精中的主要成分乙醇，它需經由肝臟的代謝處理，最後變成二氧化碳及水，由腎臟排出體外。乙醇經由肝臟內酵素的作用先分解為乙醛，乙醛會使微血管擴張，就是喝酒之後臉會紅、頭會暈、眼會花、會頭重腳輕的主要成分，乙醛再經肝臟酵素的作用變成醋酸，再分解成二氧化碳及水，然後經由腎臟，解尿排出。

二氧化碳及水就是汽水的主要成分，所以花了上萬元、上千元喝名酒，喝下去傷老婆的心，又傷自己的肝，最後化為汽水解出來，真是傷肝、傷心又傷荷包。

　　但肝臟代謝酒精有一定的產能，一瓶三〇〇 C.C. 的罐裝啤酒喝下去，肝臟需要三小時才能解酒完畢，所謂的解酒就是將乙醇變成二氧化碳，喝得越多，肝臟就要花更多的時間才能處理完畢。兩罐要六小時，三罐需要九小時，喝越多，肝臟越需要辛苦工作。

　　當喝的量太多，超出肝臟的負荷，肝臟無法處理，肝細胞就會發炎壞死，引起酒精性肝炎，再引發肝硬化。喝酒引起的肝傷害，在肝硬化初期、中期，通常病人都不知不覺，都是等到肝硬化末期，肚子大了起來，或下肢水腫、眼睛變黃了、吐血了才求醫，才發覺肝硬化已經很厲害了，此時即使戒酒也來不及，通常要靠肝臟移植才能活命。

在家不講話——
遠離酒精不傷肝

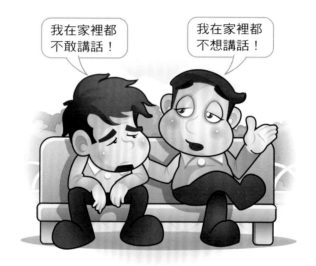

老友相逢，互吐苦水。

老王：「我在家裡都不敢講話！」滿肚子心酸。

老張拍拍他的肩膀說：「我在家裡都不想講話！」

兩人境界不同，看來老張更勝一籌，老王尚未有慧根。

　　俗語說：「知彼知己，百戰百勝！」夫妻間如此，醫療保健上更是如此。以國人常見的本土病「肝病」為例，由於罹病者多，很多人都擔心自己的肝不好。

　　「醫師，我要吃什麼來保肝？」電視廣告最多的藥品、保健食品也是保肝藥。

　　事實上，肝的後備力是很強的，正常的肝可以切掉四分之三，剩下四分之一就可以維持正常的生理機能；但等到僅剩四分之一的肝都被破壞時，就會出現疲憊、皮膚黃、眼睛黃、肚子大、日夜顛倒、精神恍惚等症狀，即所謂的肝昏迷現象。

　　保肝最重要的就是不要傷肝，其中一般人對「喝酒傷肝」更是耳熟能詳。一瓶三○○ C.C. 罐裝啤酒下肚，肝臟約三小時才能解酒完畢，解酒就是把酒精的乙醇轉化為二氧化碳跟水，由尿液排出體外。酒喝得越多，代表肝臟需花更多時間處理；量太多，肝細胞就會發炎壞死，肝細胞內的酵素 GOT、GPT 跑到血液中，抽血檢驗肝指數就會升高。

　　另外，酒精也會使肝臟纖維化，抑制肝臟合成蛋白質，因此，喝酒引起的肝硬化，到了末期，病人會肚子大、下肢水腫，就像青蛙肚子一樣。由於肝臟無法處理膽紅素，因此也會出現眼睛黃、皮膚黃的症狀。或者，有天可能口吐大量

鮮血，因肝變硬了，腸胃的血液回不到肝臟，另找通路跑到食道血管、形成靜脈曲張，一旦壓力太大就會破裂出血。

因此，酗酒之士的保肝之道，最重要的不僅要「不再酗酒」，還要「不想再喝酒」，遠離酒精，才能保持好心肝。

15-2

山盟海誓——
解酒酵素與癌症

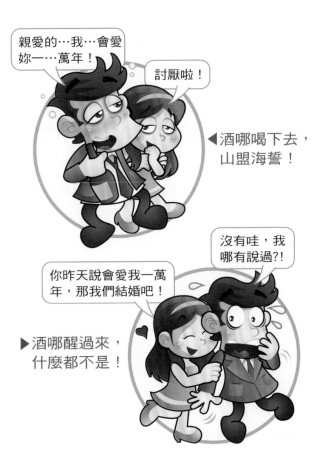

親愛的…我…會愛妳一…萬年！

討厭啦！

◀酒哪喝下去，
山盟海誓！

你昨天說會愛我一萬年，那我們結婚吧！

沒有哇，我哪有說過?!

▶酒哪醒過來，
什麼都不是！

打油詩。

「酒哪喝下去，山盟海誓！」

「酒哪醒過來，什麼都不是！」

說得也是，酒精會使人亢奮，意志力鬆懈，因此，杯酒下肚，什麼都可以，什麼都答應，等到酒醒過來，剛說的話都不算數。

酒精的主要成分是乙醇，酒喝下去，乙醇經肝臟酵素作用分解成乙醛，乙醛再由肝內酵素作用分解為醋酸，再分解為二氧化碳和水排出體外。

乙醛會使微血管收縮，會讓人頭暈、會讓人頭痛，使人酒醉、胡言亂語。

每人解酒能力好不好，跟身體分解乙醛的酵素有關，西方人酒量較好，是因為他們分解乙醛的酵素作用較快，亞洲人解酒能力較西方人差，是因為分解乙醛的酵素作用較慢，基因不同所致。在台灣約有百分之四十的人解酒能力不好，即喝酒容易臉紅，其他亞洲國家也約有百分之二十～三十的人解酒能力不佳。

解酒酵素較差的人，乙醛容易積在體內，因此容易臉紅、容易酒醉。不僅如此，乙醛和食道癌、頭頸癌的發生有

關，因為乙醛本身是致癌物質。

　　因此，酒後臉紅似關公不代表真誠，而是一種警惕。但反之，喝酒臉不紅、面不赤，固然代表酒量好、喝不醉，但是也有可能因太有自信而喝入過量酒精，容易導致酒精性肝硬化。台灣原住民酒量較平地同胞好，但平均餘命較平地同胞短十年，其一是因為喝酒引起的交通事故，另一原因即是喝酒引起的酒精性肝硬化所致。

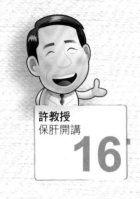

脂肪肝，傷肝、傷心、傷血管

鵝肝醬是法國美食，為什麼這麼好吃呢？這與鵝肝醬的製程有關。

鵝肝醬的製造，就是把灌食器插在鵝的嘴巴裡，在強力灌食之後，鵝就變得很胖，體態臃腫、步態蹣跚，肝臟腫成正常的一、二十倍大，裡面都是脂肪，把肝臟切下後加以醃漬，就是可口美味的鵝肝醬。

不論是鵝的肝臟或是人的肝臟，都像是倉庫，多餘的養分就用脂肪的方式存在肝臟裡面，鵝肝醬之所以好吃，是因為裡面含有多餘的脂肪，口感好，就像屏東東港的黑鮪魚，好吃的部位就是腹部，因為此處的脂肪多，入口即化，背部脂肪少，就比較不好吃。

所以，肝臟就是人體的化學工廠，吃進太多的熱量，多餘的脂肪儲存在肝細胞內，每個肝細胞就肥滋滋的，整個肝

臟就變大、變肥了，醫學上稱為「脂肪肝」，人體的脂肪肝可以說是鵝肝醬的翻版。除了肥胖會引起脂肪肝外，酗酒也是引起肝肥大的另一個主因。

　　肥胖引起的毛病可多了；脂肪多，留在肝臟變成脂肪肝，嚴重的話可能引起肝硬化、甚至肝癌。留在心血管、腦血管導致動脈硬化，使心血管阻塞，引起心肌梗塞，或使腦血管阻塞，引起腦中風，這些都是令人無法長壽的主因。

16-1

吃鞭補鞭？——
吃肝補肝，反傷肝

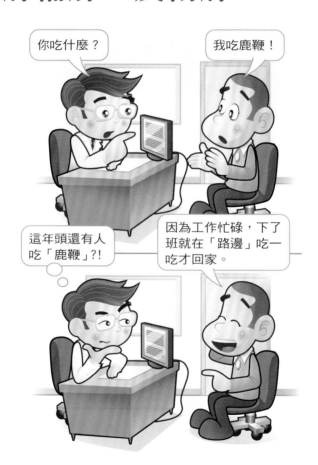

病人肝指數不正常來求診。

「你吃什麼？」我問他。

病人：「我吃鹿鞭！」

我心想：「這年頭還有人吃『鹿鞭』?!」

我抬頭看他一眼，年紀輕輕的，不到四十歲，難道……？

病人：「因為工作忙碌，下了班就在『路邊』吃一吃才回家。」

　　原來是小人之心度君子之腹。我看了病人一眼，肚子大大的，額頭皮膚冒出不少油脂。我請對方躺下來，超音波探頭一擺，除了肚皮脂肪厚厚一層之外，肝臟油滋滋的，是中重度的脂肪肝。

　　我心裡有了譜，是現代典型上班族的通病，飲食太油膩，運動少，血脂肪高，引起脂肪肝，引起肝臟發炎，醫學上稱為脂肪性肝炎，肝指數因而升高。由於血脂肪高，心血管慢慢狹窄，有一天可能引起心血管阻塞，引起心肌梗塞或心律不整而危及生命。

　　另一方面，在威而鋼尚未問世之前，不少人士好吃動物的生殖器來增強性能力。因為民間深信臟器療法，即吃肝補肝、吃╳補╳。事實上，這些動物臟器吃到胃內，經胃液消化後轉化為一般營養成分而已，根本沒有補充荷爾蒙的效

用；反倒是許多不明成分吃入人體，引發肝毒性，或引起腎傷害，甚至引發猛爆性肝炎，不可不慎。

　　總而言之，飲食重清淡、新鮮且天然，不僅是保肝良方，也是長壽秘訣，千萬不要迷信於道聽途說之言，否則強身進補不成反而誤了健康，屆時不管吃了多少「鹿鞭」，也很難回春了。

吃豬肝，想人肝——
你是哪種肝？

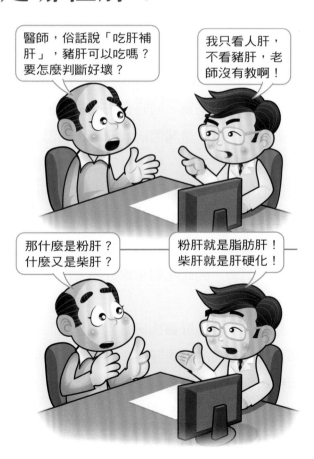

病人：「醫師，俗話說『吃肝補肝』，豬肝可以吃嗎？要怎麼判斷好壞？」

醫師：「我只看人肝，不看豬肝，老師沒有教啊！」

病人：「什麼是粉肝？什麼是柴肝？」

醫師：「粉肝就是脂肪肝！柴肝就是肝硬化！」

　　豬肝美味可口，營養豐富，是許多老饕的最愛。豬肝內含有多種維他命及礦物質，同時含有高量的膽固醇。事實上，豬肝也跟人肝一樣，是豬體內代謝解毒的器官。因此，飼料中的各種農藥、抗生素、瘦肉精等也都會經由肝臟解毒排出。這也是近年來不少人有疑慮，不大敢吃豬肝的原因。

　　豬肝內也囤積多餘的脂肪，形成像人類的脂肪肝，整個肝臟會腫大，外觀粉紅色，因此有「粉肝」之名。由於粉肝內充滿了多餘的脂肪，因此吃起來像近年來出名的黑鮪魚一樣特別可口。

　　至於「柴肝」，就是肝臟因纖維化或硬化而變硬，像木柴一樣硬邦邦的。人類的「柴肝」多因B肝、C肝病毒感染而來，這兩種病毒只感染人類及猿猴等靈長類。

　　在全世界感染B肝的人約有二點五七億人，C肝也約有七千一百萬人。在台灣，B肝就有兩百多萬人，C肝約四十

萬人，因 B、C 肝引起肝硬化、肝癌而往生者有一萬多人。

　　不管如何，「吃豬肝，想人肝」，在享受可口美味的豬肝之餘，也要摸摸自己的肝，想想自己的肝是哪一種肝，有沒有「粉肝」或「柴肝」？是「好」心肝還是「壞」心肝？

終於看到「弟弟」了——
脂肪肝，嚴重會致癌

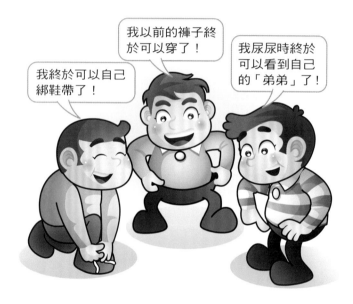

三個胖子，交換成功減肥的經驗。

甲：「我終於可以自己綁鞋帶了。」

乙：「我以前的褲子終於可以穿了。」

丙：「我尿尿時終於可以看到自己的『弟弟』了。」

　　人體攝取多餘熱量以脂肪的方式存在各個部位，包括皮下、臀部及腹腔內，另一部分存在於肝臟內，形成脂肪肝，對健康最重要的影響在於囤積在心臟血管及腦血管內的脂肪，埋下日後心臟病及腦血管疾病的主因。脂肪貯存在肝臟細胞內，因而肝細胞變成肥嘟嘟的，整個肝臟就腫大起來，有些人會引起肝臟發炎，醫學上稱為脂肪性肝炎，輕度脂肪肝對健康雖無立即危險，但嚴重還是會形成肝硬化、甚至肝癌。

　　肥胖會引起許多疾病，這些病在年輕時多無症狀，年紀越大就慢慢浮現出來，首先，膝蓋不堪負荷引起退化性關節炎，肥胖者也容易有高血糖、高血壓、高血脂，號稱為「三高」，是中老年人健康的大敵。俗語說：「窈窕淑女，君子好逑。」女士身材苗條，男士追求者自然也多。反之，身寬體胖的男士受女士們青睞者雖不在少數，但從醫學觀點而言，肥胖是中老年以後百病叢生的主因，凡愛身保肝之士，不可不慎。

西瓜甜不甜——
血糖過高，危害肝臟

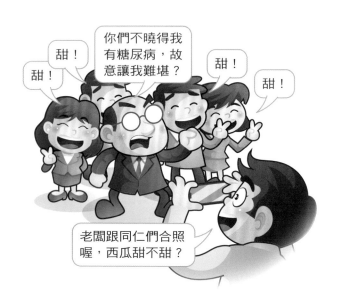

公司同仁合照。

「西瓜甜不甜？」大夥兒起鬨。

只見老闆鐵青著臉。

「你們不曉得我有糖尿病，故意讓我難堪？」

　　真是苦了糖尿病的病友，吃了怕血糖高，不吃又怕肚子餓，常令人天人交戰，左右為難，偏偏在外飲食，超商也好，小吃也好，很難有不含糖的食物。

　　糖尿病是現代流行的文明病之一，事實上，在古代就有這個病，其症狀多渴、多尿、體重減輕，古人稱之為「消渴病」。

　　血糖是人體新陳代謝所需，是人體器官正常運作的必需能源。但血糖過高，就好像人體器官浸泡在糖水內，輕則引起動脈硬化，重則引起心血管、腦血管阻塞，甚至引起腎衰竭，在眼睛引發視網膜病變甚至失明；在四肢引起末稍血管阻塞，甚至需截肢。以前蔣經國總統就是血糖控制不佳，引起許多併發症而往生。

　　糖尿病分為兩型，第一型是先天缺乏胰島素，第二型是人體細胞對胰島素敏感度不足，胰島素無法發揮正常作用。第一型患者一輩子要注射胰島素，第二型的患者大多靠口服藥物可控制，但還需飲食體重控制、多運動，多管齊下才能把糖尿病的禍害減少到最低。

　　血糖過高，在肝臟也會引起脂肪肝，引起肝指數升高，加上糖尿病患者肥胖居多，脂肪肝比例也高，肝指數升高很常見。但重要的是肝指數升高有很多原因，在台灣，B肝、

Ｃ肝、肝癌，都會使肝指數升高。

　　過去，無論是民眾或有些非肝膽科的醫療人員，都常忽略了糖尿病病友罹患肝癌的可能性，以為肝指數升高是單純脂肪肝引起，等到病人出現症狀才趕快去做肝臟檢查，但大多肝癌已經很大了。

　　台灣肝病的發生機率與糖尿病罹患機率差不多，平均約五、六個成人就有一個，人人注意保肝，少吃甜食，多運動，才有彩色的人生。

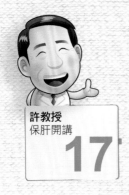

17 好肝可用百年

人可以沒有手、沒有腳，但是絕對不能沒有肝。

常言道：人老了，耳不聰、目不明、心臟無力、腰痠背痛，男性五、六十歲起，夜晚因攝護腺肥大而頻尿，變成一夜「兩次」郎、「三次」郎……後來變成「七次」郎。

人到了四、五十歲開始老花眼；到了六、七十歲，膝蓋慢慢不能走了；七、八十歲時，耳朵慢慢聽不到了，連別人罵你也聽不到。人老了，性衝動也少了，因此會有「人老色衰」之嘆，但是，倒是沒聽說「人老肝衰」。

如果不喝酒、不亂吃偏方草藥、沒有B肝、C肝、肝硬化，那到老年時，會不會因肝不好而往生？答案是：不會。

上帝創造人類時，給了我們一個好肝，從現代醫學角度來看，好好保護我們的肝，應該可以用一百年、一百五十年，都不會有問題。

拿菜刀找老公──

人老，肝不衰

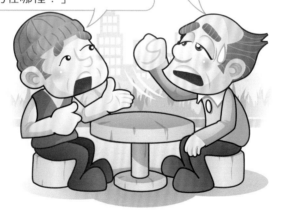

兩個老同學互相訴苦。

甲：「我老婆失智很厲害，每天拿著菜刀說：『菜刀，菜刀在哪裡？』」

乙：「我老婆失智更厲害，每天拿著菜刀對著我說：『老公老公，你在哪裡？』」

　　人老了，器官慢慢退化，最令親人難堪的就是大腦退化，老了，連自己的家人都不認識。

　　其他像是關節會隨著老化而敗壞，尤其是膝關節，讓不少老人家只能靠輪椅代步。此外，人老了，攝護腺也大起來，讓男士們晚上頻頻起來上洗手間。在眼睛方面，古人說：「吾年未四十，而視茫茫而髮蒼蒼。」四十不到就老花眼，實在令人討厭。而女性朋友因更年期到來，會出現煩躁、失眠、心悸等停經症候群，在在表示造物者在幾千年前所打造的人體器官，已經不合時宜。

　　肝臟是上帝造人最大的器官，其實只要四分之一就夠了，多餘的四分之三就好比車子裡油箱多加的備用油。比起其他器官而言，肝臟算是人體最不容易老化的器官，還沒有聽說人老會因肝萎縮或肝變小而不能用了。雖然年紀大了，肝臟細胞數目多少會稍微減少，但如果無肝硬化、沒感染 B、C 肝炎、沒酗酒、未亂服一些來路不明的偏方草藥，我們的肝臟用個一百二十年是沒有問題的。

　　肝臟好比是化學工廠，它會製造蛋白質，一旦肝不好，製造的蛋白質不足，血液滲透壓不足，水分就會從血管內跑到肚子內、形成腹水，當水分跑到下肢組織就會形成水腫。肝不好，膽紅素不能處理，膽紅素逆流到血液內，眼白會變

黃、皮膚也會變黃。

　　肝不好，人體新陳代謝產生的氨無法轉化為尿素，氨貯留在血液內，大腦細胞受到影響，人慢慢昏迷不醒。肝不好，凝血因子不足，血液不易凝固，會造成瘀青或出血。此外，肝臟如果長期發炎壞死，引起肝纖維化或肝硬化，就容易形成肝癌，一發不可收拾。

　　因此，凡我全國愛肝之士，留個好肝，比留財產給子孫還重要，而保肝方法很簡單，不要酗酒，不隨便服用來路不明的偏方草藥或中藥、西藥，不要感染 B、C 肝炎，若有 B、C 肝炎，一定要定期追蹤檢查，必要時用抗病毒藥物治療，如此才能保有一顆好肝，享有彩色人生。

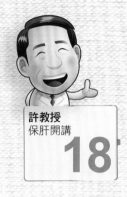

適當而健康的
長壽

我們辛苦工作是為了什麼？主要是為了賺錢謀生，看看
手上的千元大鈔，「1」加上三個「0」，我們的健康
就像最前面那個「1」，財富就像後面那幾個「0」，如果沒
有健康，後面再多的「0」，都是沒有用的。

　　所以，我們要能夠適當而健康的長壽，為什麼要「適當」
呢？假如活到一百五十歲，同學會只剩下你一人，感覺也會
不好吧！至於「健康」的長壽，是指要健康的活著，如果成
天病懨懨的躺在病床上，也不好過。

　　那麼，要如何適當而健康的長壽呢？從台灣十大死因來
分析，可歸納為四點：不要得癌症、不要得肝病、不要腦中
風及得心臟病、不要意外死亡。

　　癌症是國人第一大死因，肝癌多年來一直蟬聯十大癌症
死因的前一、二位，更是過去二、三十年來男性的「癌中之

王」，所以避免得肝癌，癌症的死因就去了一大半。導致肝癌的死因是 B 肝、C 肝，所以要避免得 B 肝、C 肝，如果有了 B 肝、C 肝，一定要定期追蹤檢查，才能早期發現、早期治療。

近年躍居國人癌症死因第一位的肺癌，除了個人體質外，空氣汙染（包括抽菸、二手菸、廚房油煙、廢氣……等）也是禍因，隨著醫學技術的演進與突破，已經可以透過早期篩檢而發現，及早治療有很好的效果。

至於連續九年蟬聯癌症發生率第一位的大腸癌，與多肉的西化飲食、人口老化有關，初期症狀不明顯，但是透過篩檢如糞便潛血檢查、大腸鏡檢查，可在早期就被發現，早期發現不僅治癒率高，也會影響治療效果。

國人十大死因，僅次於癌症的就是心臟疾病、腦血管疾病，這兩類疾病的原因都是動脈硬化、高血壓，所以要注意飲食清淡、控制體重。肥胖是健康的警訊，多餘的脂肪會囤積在腹部變成「鮪魚肚」，存在肝臟變成脂肪肝，也會存在心腦血管，使得動脈硬化、血管不通，當血管變脆了，血壓一升高就爆掉了，爆掉部位剛好在腦幹、呼吸中樞、心臟中樞，就危及性命。

　　影響壽命長短有先天因素及後天因素，前者像是上一代有糖尿病、高血壓、肥胖、癌症……等，下一代很難避免，但現代醫學進步，讓我們可以將這些先天因素的禍害減少到最低；後天因素指自己的生活飲食習慣及居住環境等，例如糖尿病可由藥物及食物、運動來控制，癌症可以透過定期檢查早期發現。肥胖可以靠自己努力減重控制，這方面就要養成正常作息及規律運動習慣，飲食清淡不吃大魚大肉，保持愉快心情，加上定期的健康檢查，即可適當而健康的長壽。

GG 復 GG——

壽命延長，新病產生

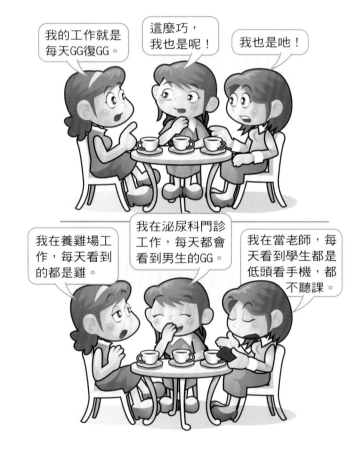

三個小學女同學長大後聚會。

甲：「我的工作就是每天 GG 復 GG。」

同學問：「又不是花木蘭，怎麼每天 GG 不已？」

甲：「我在養雞場工作，每天看到的都是雞。」

乙：「我也是每天 GG 復 GG。」

同學問：「怎麼說呢？」

乙：「我在泌尿科門診工作，每天都會看到男生的 GG。」

丙：「我也是 GG 復 GG。」

同學問：「怎麼說呢？」

丙：「我在當老師，每天看到學生都是低頭看手機，都不聽課。」

　　科技進步，改變人的生活習慣和溝通模式。

　　大人小孩每天看手機，固然可獲得最新資訊，但也因此帶來人與人之間實際關係的冷漠及視力減退等副作用。

　　同樣的，醫療科技進步，固然延長人類壽命，但也產生許多健康問題。

　　古人說：「吾年未四十，而視茫茫，而髮蒼蒼，而齒牙動搖。」現在白髮可染黑，牙齒可做假牙，老花眼可戴眼鏡。只是壽命延長，但新的疾病跑出來了。

　　例如人體其他器官的疾病可以醫治得很好，但老人失智

目前無藥可醫。雖然壽命延長，但器官老化或長期發炎易長癌症，因此，死於癌症者比率越來越高。

又如科技進步，但帶來環境和空氣汙染，肺癌人數增多與大自然空氣惡化有關。至於台灣國病——肝病，主要因 B 型肝炎病毒一代傳一代，可能從文武周公、夏湯禹舜一路下來，以前缺乏有效藥物，因此，許多國人死於肝病、肝硬化及肝癌。過去沒藥可選，也不知病因，病人及醫師均束手無策。

近年這種情況完全改觀，B 肝疫苗注射可預防國病，慢性肝炎也有藥物可治療，肝癌可早期發現，肝癌治療方法也進步許多，但最重要的還是人人要有正確的保肝知識。

目前網路發達，隨便 Google 一下就有不勝枚舉的醫療知識，但以訛傳訛者相當多，常常因訊息不正確而延誤治療。因此，國人在用「GG」尋找保肝知識時，一定要請教專家確認，才不會被誤導而造成遺憾。

大「杯」咒──
肥胖與壽命

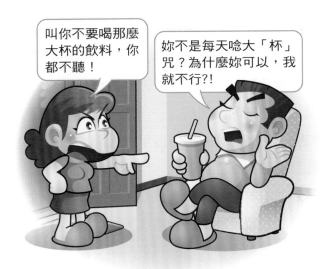

老公肥胖，老是愛喝含糖飲料。

老婆：「叫你不要喝那麼大杯的飲料，你都不聽。」

老公：「妳不是每天唸大『杯』咒？為什麼妳可以，我就不行?!」

　　不管是飲料大小杯或美酒大小杯，杯中物除了白開水之外，喝了大都有害健康。

　　人好聽讚美話語，好吃美食，是與生俱來的天性，但天性的深厚度每個人都不同；美酒當前、美飲當前，很難抗拒其誘惑，當中奧秘應該是味覺的感受，其次是美酒飲料中各種化學物或添加物對人體器官的甜蜜反應，讓人獨樂其中。

　　古代柳下惠可以拒絕美色的誘惑，固然也是天生抑制力超強，但以現代醫學眼光而言，他也許是性荷爾異常所致。肥胖是現代最普遍的文明病之一，箇中原因固然與先天基因有關，但後天個人的意志力也占了很大因素。

　　大凡長壽者大多體型不胖，因為肥胖者容易罹患腦中風或心臟病。美國總統林肯瘦瘦長長，要不是被暗殺，說不定可以很長壽；先總統蔣公英挺瘦高，活到八十幾歲，要不是攝護腺開刀引起併發症，他應可更長壽；反之，蔣經國先生體形較短胖，有糖尿病，控制又不好，因此，壽命比他老爸短很多，要是他活久一點，說不定近代台灣政治史會改寫不少。

　　國父孫中山先生，六十歲就去世，根據北京協和醫院解剖報告，死因為膽管癌，也是廣義肝癌的一種，可惜幾十年前醫學不發達，未能及早發現、及早治療，否則中華民國歷

史可能就此改寫。

　　大凡人要長壽有兩個因素，一個是先天的因素，一個是
後天的因素，先天因素例如家族糖尿病、高血壓、癌症；後
天則是居住環境、飲食和生活習慣，前者可由現代醫學進步
加以彌補，但後者有待個人努力。

扶不起的阿斗——

壽比南山先瘦身

腦筋急轉彎

為何說：「扶不起的阿斗？」

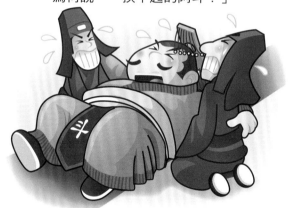

答案：因為阿斗太胖了！

腦筋急轉彎

為何說：「扶不起的阿斗？」

答案是：「因為阿斗太胖了！」

　　太胖，重量大，自己難以站起來，攙扶他起來的人也很辛苦，真的是有道理。

　　肥胖，是現代人的文明病，在古代，食物來源有限，一般人動得多，吃得少，因此很少有真正的胖子，但近代人生活習慣改變，大魚大肉吃得多，油腸肥肚者比比皆是，不僅大人如此，小學生小小年紀就小胖子，比比皆是！

　　古云：「環肥燕瘦」，事實上，楊貴妃只是稍微肥胖而已。

　　一般長壽者大多體型偏瘦，美國總統林肯要不是被暗殺，看身材應該是個長壽者，最近發表的研究，利用猴子做實驗，但不限制飲食、不限制熱量，另一組限制熱量到百分之六十，結果二十年後，大吃大喝的老得很快，得癌症死亡的也較多。

　　肥胖者容易有高血壓、血糖高、血脂肪高，就是所謂的三高，而這三高容易讓身體血管產生動脈硬化，使得心血管、腦血管容易堵住，導致心肌梗塞或腦中風而致命。此外，最近研究指出，同樣是 C 型肝炎患者，肥胖者較容易產生肝癌，其他癌症也有類似的報告，箇中原因，常牽涉人體新陳代謝的許多機轉。

　　總而言之，要壽比南山、福如東海，首先就要先瘦身，所謂福壽雙全，有「瘦」才有福，大概就是這個意思！

18-4

ㄗㄨㄥˋㄩˋ易自殺？──
精神、身體都需保養

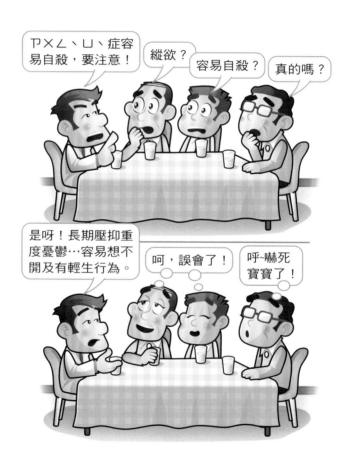

老同學聚會，其中有位精神科醫師侃侃而談：「ㄗㄨㄥˋ ㄩˋ
症容易自殺！」

當場許多老同學面面相覷，大家心裡有數，每個人都只有四、
五十歲，正是生龍活虎之年。

「真的嗎？『縱欲』者都容易自殺?!」

「是呀！長期壓抑重度憂鬱……容易想不開恐有輕生行為。」精
神科醫師又補充了！

原來，是諧音之誤！差很大呢！

　　人有精神及肉體，兩者支撐著人體的健康。有健康的肉
體，精神才會愉快；反之，長期保持愉悅的心情，肉體才會
健康，也才不會想要自殘。

　　人的肉體除了沒有生命的頭髮、指甲外，其他器官都要
有保養之道，才不會出亂子。由上而下，例如腦袋瓜容易受
高血壓、動脈硬化及缺氧影響，因此，多呼吸新鮮空氣、飲
食新鮮自然，不要讓血管硬化、血壓升高，不僅對腦袋重要，
對心臟血管也很重要。

　　至於肺臟，最怕烏煙瘴氣，例如抽菸或暴露於懸浮微粒
空氣，是肺臟的殺手，也容易長肺癌。至於腎臟，是人體的
濾水系統，容易受中草藥、西藥、重金屬汙染而受損。此外，

血糖太高、血壓太高，也會使腎臟發生傷害。至於胃腸，不要長期吃太酸、太辣的食物，以免造成食道灼傷或胃潰瘍。另外，近年來咖啡文化流行，喝多了也容易引起胃食道逆流，是另一種文明病。

其實，肝臟這個沉默的器官，雖然復原力很強，但如長期酗酒或有了 B、C 肝而不知治療，或愛吃偏方草藥讓肝臟硬化，甚至長了肝癌或引發猛爆性肝炎，都會讓人致命或半殘，不可不慎。

18-5

祝你活百歲！——
快樂長壽要健檢

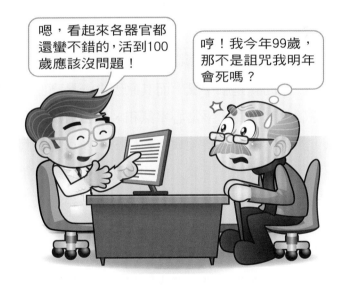

老人家看醫師。

醫師：「嗯，看起來各器官都還蠻不錯的，活到百歲應該沒問題！」

老人家回家後悶悶不樂，家人問緣由。

「哼！我今年九十九歲，那不是詛咒我明年會死嗎？」

由於醫藥衛生進步，國人壽命大為延長，百歲人瑞已是司空見慣。

有生必有死，是生命的定律。雖然有人口口聲聲說不怕死，但是當面對死亡仍不免恐懼，更不捨與家人分離，這是人之常情。不能長生不老，只能退而求其次，要能健康而快樂的長壽。

由上而下，影響人之壽命，首當其衝的就是腦袋，會突然間致人於死的就是腦中風，而其原因之一是高血壓，另一個是動脈硬化，因此，平常心平氣和、飲食清淡，多呼吸新鮮空氣，讓血管永遠保持柔軟有彈性，不僅可遠離腦中風，也可讓人遠離失智症。至於人體的馬達──心臟，年紀大了最怕老鹿亂撞，尤其心室性的心律不整，很容易讓人瞬間致命；而心血管阻塞引起的心肌梗塞，讓人心臟搏動無力，血液打不出去，很快就休克死亡。

除了腦與心血管之外，老人家另一個常見死因是癌症。發生在胸腔的肺癌，近年來罹患率頻頻升高，成為新的國病；而肚子裡的大腸癌更不遑多讓，是近年來發生率增加最快的癌症，前者與抽菸或二手菸有關，後者與飲食有關，但前者可透過低劑量電腦斷層及早發現，後者可藉由大便潛血檢查或更精準的大腸鏡檢查而及早發現、及早治療，中年以上，

每五年做一次大腸鏡檢查，尤其有息肉或家族有人得大腸癌者更應注意了。

　　至於心「肝」寶貝，平時不吭不響，一旦發現體重減輕，或黃疸、或胃口不佳、或腹脹，通常是肝癌末期。這個「國病」二、三十年來一直蟬聯國內男性癌症死因的第一名，肝癌發病年齡通常在中年以上，甚至到了九十多歲才得肝癌者也非少見。解救之道就是養成定期檢查身體的習慣，而有B、C肝的病友更要定期就醫，每半年做一次抽血檢驗及腹部超音波檢查，必要時及早用抗病毒藥物治療，如此才能減少B、C肝引起的禍害。

　　俗語說：「有病及早就醫。」這句話不是很正確，因為有了病痛再去求醫通常太晚了，唯有在沒病痛時去做檢查，才能及早發現，及早挽救。

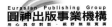
圓神出版事業機構
用心與你對話．視野無限寬廣

如何出版社
Solutions Publishing

www.booklife.com.tw   reader@mail.eurasian.com.tw

Happy Body 179

好心救好肝 ——
肝病權威許金川教授在談笑之中教你正確保肝知識

作　　者／許金川
插　　畫／高智傑
編輯協力／陳淑卿．粘曉菁
發 行 人／簡志忠
出 版 者／如何出版社有限公司
地　　址／台北市南京東路四段50號6樓之1
電　　話／（02）2579-6600．2579-8800．2570-3939
傳　　真／（02）2579-0338．2577-3220．2570-3636
總 編 輯／陳秋月
主　　編／柳怡如
專案企畫／賴真真
責任編輯／張雅慧
校　　對／許金川．陳淑卿．粘曉菁．柳怡如．張雅慧
美術編輯／李家宜
行銷企畫／詹怡慧．黃惟儂
印務統籌／劉鳳剛．高榮祥
監　　印／高榮祥
排　　版／杜易蓉
經 銷 商／叩應股份有限公司
郵撥帳號／18707239
法律顧問／圓神出版事業機構法律顧問　蕭雄淋律師
印　　刷／龍岡數位文化股份有限公司
2019年8月　初版

肝癌及慢性肝病的死亡率雖已下降，

但肝病對國人的威脅仍鉅，

缺乏正確的保肝觀念，仍是延誤就醫、家破人亡的禍源。

冀望這些寓教於樂的保肝叮嚀能深植人心，

期待全民有好心、好肝，人人好健康。

—— 《好心救好肝》

◆ **很喜歡這本書，很想要分享**

圓神書活網線上提供團購優惠，

或洽讀者服務部 02-2579-6600。

◆ **美好生活的提案家，期待為您服務**

圓神書活網 www.Booklife.com.tw

非會員歡迎體驗優惠，會員獨享累計福利！

國家圖書館出版品預行編目資料

好心救好肝：肝病權威許金川教授在談笑之中教你正確保肝知識／
許金川 著；高智傑 繪.-- 初版 -- 臺北市：如何，2019.8
  244面；14.8×20.8公分 --（Happy Body；179）
  ISBN 978-986-136-534-3（平裝）

  1.肝病　2.保健常識　3.文集

415.5307   108007650

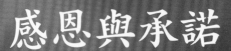

感恩與承諾

我們常年秉持的信念:
「挽救一位肝病病友,
等於挽救一個家庭!」

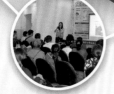

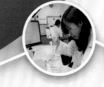

我們的宗旨:
教育民眾——宣導肝病防治知識
創新醫療——研究肝病治療方法

本會在創會董事長宋瑞樓教授和許金川教授帶領下,
二十五年來,義工及同仁足跡遍佈全國,
舉辦一千多場免費肝病篩檢及衛教宣導講座。
目前我們正邁向更大願景——
為肝苦人籌建專屬的「肝病醫療中心」,
希望在「消滅國病」的路上,有您同行,早日打贏這場聖戰!

歡迎捐款支持本會,共同攜手消滅國病!

郵政 | 郵政劃撥帳號:18240187
劃撥 | 戶名:財團法人肝病防治學術基金會

銀行 | 受款單位:合作金庫銀行台大分行
電匯 | 帳號:1346765505230
戶名:財團法人肝病防治學術基金會
電匯後請來電或傳真
通知本會,謝謝!

財團法人
肝病防治學術基金會
台北市中正區公園路30之1號6樓
電話 02-23811896
傳真 02-23313463

免費肝病諮詢專線 **0800-000-583**

網路 | 請掃描本會
捐款 | 捐款專頁QR code

財團法人肝病防治學術基金會
信用卡捐款授權書

姓 名				身分證字號			
電 話	日：			手機：			
	夜：			傳真：			
住 址							
信 用 卡 別	□ VISA CARD　　□ MASTER CARD □ 聯合信用卡　　□ 美國運通卡　　□ JCB			銀行 名稱			
卡 號				有效 期限	西元　　　　年　　　　月		
捐 款 方 式	□ 本人願意捐款，金額：　　　　　　　　　　　　　元 　（捐款收據將於扣款成功後主動寄至府上）						
	□ 本人願意每月固定捐款，每次捐款金額：　　　　　元，共捐　　　次 　捐款期間：自西元　　　　　年　　　　月至　　　　　年　　　　月 　捐款收據您希望：□ 年底報稅時開成一張寄給您　□ 按月寄給您						
收 據 抬 頭				收據人身分證字號			
收 據 地 址							
持卡人 簽 名							
	（簽名字樣請與信用卡相同）　　　　　日期：　　　年　　　月　　　日						
資 料 索 取	● 您需要我們的刊物嗎？ 　□ 需要　□ 好心肝會刊（肝病防治學術基金會與好心肝基金會出版） 　　　　　□ 好健康會刊（全民健康基金會出版） 　□ 已定期收到會刊 　□ 不需要 ● 本次捐款款項包含購買義賣書籍： 　□《遠離肝苦很簡單》：　　　　　　　　本（工本費240元） 　□《肝硬化全書》：　　　　　　　　　　本（工本費250元） 　□《爆笑不爆肝！輕鬆掌握保肝知識》　　本（工本費280元） 　□《好心救好肝》　　　　　　　　　　　本（工本費280元）						

＊ 煩請詳細填寫每個項目（最好將表格放大至A4再填），傳真至(02)2331-3463。
＊ 若有問題或在捐款後一個月內仍未收到收據，請來電洽詢：(02)2381-1896。

感謝您的愛心與配合！

好心肝門診中心
全國第一家由國人愛心捐助設立

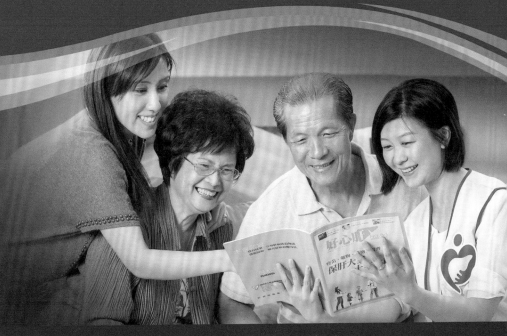

愛心 · 溫馨 · 安心
把每位病友當成自己的家人

承續肝病防治學術基金會的精神

醫病一家親的非營利醫療

高雅舒適的就診環境

專精肝膽腸胃科 · 全方位健檢服務

為您提供更周全的服務：肝膽腸胃科、消脂保肝特診、內分泌暨新陳代謝科、
心臟血管科、血液腫瘤科、胸腔科、神經內科、神經外科、眼科、皮膚科、
復健科、骨科、一般暨小兒外科、泌尿科、身心科

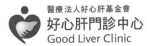
醫療法人好心肝基金會
好心肝門診中心
Good Liver Clinic

台北市公園路30號2樓（捷運台北車站M8出口、台大醫院站4號出口）
電話掛號 (02)2370-0827　網路掛號 www.glc.tw

醫療財團法人好心肝基金會
信用卡捐款授權書

姓 名		身分證字號	
姓 名			
電 話	日：	手機：	
電 話	夜：	傳真：	
住 址			

信 用 卡 別	☐ VISA CARD　☐ MASTER CARD ☐ 聯合信用卡　☐ 美國運通卡　☐ JCB	銀行 名稱	
卡 號		有效 期限	西元　　　　年　　　　月

捐 款 方 式	☐ 本人願意捐款，金額：　　　　　　　　　　　　元 （捐款收據將於扣款成功後主動寄至府上） ☐ 本人願意每月固定捐款，每次捐款金額：　　　　元，共捐　　　次 捐款期間：自西元　　　年　　　月至　　　年　　　月 捐款收據您希望：☐ 年底報稅時開成一張寄給您 　　　　　　　　☐ 按月寄給您

收 據 抬 頭		收據人身分證字號
收 據 抬 頭		

收 據 地 址	

持卡人 簽 名	
持卡人 簽 名	（簽名字樣請與信用卡相同）　　　　日期：　　　年　　　月　　　日

資 料 索 取	您需要我們的刊物嗎？ ☐ 需要　☐ 好心肝會刊（肝病防治學術基金會與好心肝基金會出版） 　　　　☐ 好健康會刊（全民健康基金會出版） ☐ 已定期收到會刊 ☐ 不需要

＊ 煩請詳細填寫每個項目（最好將表格放大至A4再填），傳真至(02)2331-3463。
＊ 若有問題或在捐款後一個月內仍未收到收據，請來電洽詢：(02)2381-1897 。

感謝您的愛心與配合！

好心肝健檢中心

健檢做公益　救治肝苦人

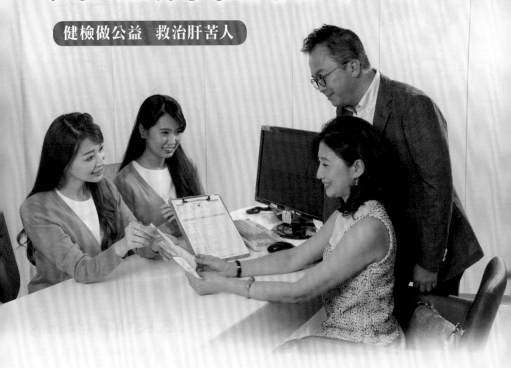

延伸好心肝門診中心對國人健康的呵護，
由台大肝膽腸胃科許金川教授、楊培銘教授率領的好心肝專業醫療團隊，
提供您及家人預防性的全面健康檢查。
秉承肝基會「視病猶親」的精神創立，不以營利為目的。
盈餘所得全部做公益，用於救助肝苦人。

歡迎下載好心肝APP ▶▶▶請掃描右方QR Code
- 門診掛號／查詢／取消
- 即時掌握看診進度／查閱門診就醫紀錄
- 好心肝健檢報告

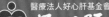
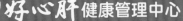
醫療法人好心肝基金會
好心肝健康管理中心

歡迎於週一至週五9:00-17:00／週六9:00-12:00來電問預約
洽詢專線：0800-000-582／(02)2388-8799

台北市公園路30號8樓 (好心肝門診中心同棟8樓) | 網址：www.ghm.tw

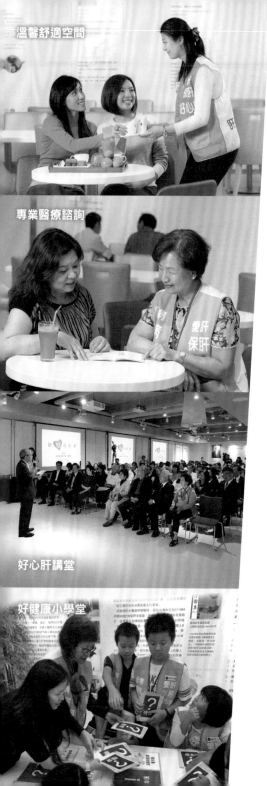

溫馨舒適空間

專業醫療諮詢

好心肝講堂

好健康小學堂

歡迎蒞臨
好心肝
服務中心

由各界愛心襄助創設的醫文空間
歡迎加入好心肝義工行列

 好心肝 服務中心

■醫療 ■健康 ■諮詢 ■文創

台北車站

忠孝西路

台北車站M8出口

青島西路

信陽街

南陽街

好心肝健康管理中心
好心肝門診中心

好心肝服務中心 ✚

公園路

台大兒童醫院
停車場 P

P 台大醫院
停車場

襄陽路

二二八和平
紀念公園

台大醫院站
4號出口

台大醫院站
3號出口

100 台北市公園路30之1號1樓
週一至週六上午8:00~下午6:00
免費諮詢專線

0800-000-583